いずれくる死にそなえない

名郷直樹

目次

はじめに

一臨床医として

私は都内で開業する一臨床医である。外来と訪問診療の両方にかかわっている。入院患者は受け持っていない。外来は、健診や予防接種で訪れる人、かぜの患者、高血圧、高コレステロール、糖尿病の患者などが大部分を占める。乳幼児から100歳を超える人まで年齢は様々だ。訪問診療では、徐々に衰えて通院が困難になった高齢の人、難病や認知症、がんの末期の患者が中心だが、1割は小児である。

多くの患者と日々接する毎日である。その一人ひとりの患者を、病名ではなく、別の角度で書き直せば、もともと元気であったり、放っておいても勝手によくなったり、薬を飲んでも飲まなくても日々の生活に大きな変わりがなかったり、一方で良くなる可能性が小さかったり、どうやっても死んでしまう、という人たちである。私が何か医療を提供すれば良くなる、という人たちは少ない。

ワクチンによる予防接種の効果は社会全体としては大きいが、個々のレベルではもともと元気な人が元気で居続けるだけのことだ。かぜを疑う患者の診療も、かぜに似た重症の病気を見逃さないようにするという点では大きな仕事だが、大部分は医療機関に来る必要もない人である。

高血圧や高コレステロール、糖尿病の患者も大部分は元気である。もちろんその治療により、将来の合併症が幾分少なくなっているという面はある。しかし、これも健診や予防接種と同様、元気な人が元気なままということだ。今の時点で元気な人に、放っておくと病気になってしまいますよと、定かではない未来の不幸の可能性を強調して、脅しをかけているだけかもしれない。

訪問診療では1、2カ月ほどで亡くなっていくがん末期の患者と数年の間に徐々に衰えていく脳卒中、心不全、認知症、難病など様々な病気を持つ人たち、また病気を持たない老衰の人たちを相手に、病気を治すというよりは、日々の不安や症状に対処し、生活を支えながら、自宅で最期まで過ごせるようにお手伝いをするのが仕事である。

もちろん、ワクチンを打つことにやりがいはあるし、かぜや高血圧などの相談に乗ることや死にゆく人の苦痛を取ることにもやりがいはある。しかしその背後には、大きな無力感がある。特に高齢者を相手にしたときに、それを強く感じる。そして、その無力感こそが、本書を書こうとする原動力でもある。

無力の背景

高齢者に対する医療の無力感というと、どんなに医療を提供しても、最後には死んでしまうということを思い浮かべるかもしれない。治す、助けるというだけでは最後に必ず医者は敗北する。医者を信頼する患者も敗れ去る。なぜなら、すべての人は老いて死ぬのだから。しかし、それは老いて死ぬという結果から見れば無力かもしれないが、死をできるだけ遠ざけるための努力ができるという点では、無力ではない。

老いて死ぬといっても、一方向に動けなくなるばかりではなく、一時的に回復することはある。そこで回復を目指してできることはたくさんあり、決して無力ではない。ただ、その一時的な回復の可能性が、キリのない努力につながっていく。どこかでキリをつけなくてはならないが、境目ははっきりしない。そこがむつかしい。そうこうしている間に、寝たきりになり、死んでしまう。医者としても、寝たきりにならず、長生きができるもっといいやり方があったのではないか、死んだ後もそういう後悔ばかりが先に立つ。

しかし、その後悔の先にあるのは、もっと健康で長生きできる方法を目指していくという方向だけではない。もう一つ、上手に長生きする努力にキリをつけるという方向がある。前者は案外無力ではない。老いや死を遠ざける努力をし続けるという道がある。それに対し、後者のキリをつけることこそが困難であり、無力を感じる。

私が感じる無力は、できるだけ健康で長生きしようという頑張りにキリをつけるための努力に対するものである。死ぬという結果に対する無力ではない。多くの高齢者がどうやっても徐々に老い、死んでしまうことを受け入れられず、どこまでも医療に依存し、老いを、そして死を遠ざけようとする努力にキリをつけられないことに対する無力感である。

動けなくなることを支援する努力、死を遠ざけない努力

私の無力感とは、死を遠ざけようという努力から、死を遠ざけないようにという逆方向の努力にスイッチを促し、老いて動けなくなることを支え、死んでいくことを支援したいのだが、それが困難であるための無力感である。もっと端的に言えば、「そろそろ寝たきりで休まれてもいいのではないですか」とか、「そろそろ死んでもいいのではないですか」と言える状況をうまく作れないことに対する無力感だ。そんなこと言えるわけがないと思われるかもしれない。しかし、それが言えそうにない現状を明らかにし、それが容易に言える世の中がありうるのかどうか、ありうるとしたらどうすれば実現できるかを考えているのである。

そこにあるのは、治す、命を助けるということと、全く正反対のことである。やりがいより、無力である。しかし、私自身はその無力にこそ引き付けられる。そこには現代の医療において、最も大きな問題の一つが横たわっている。そういう見通しがある。

本書では、病気を治すというようなわかりやすいやりがいに水差し、さらには死を遠ざけたい、

できるだけ元気でいる時間を長くしたいという患者の希望に向き合う努力をわきに置き、私自身が今医者として最も重要と感じる、だんだん動けなくなることを支援する努力、死を遠ざけない努力に対する無力感から話を始めたい。

それは無力というより無駄ではないかという意見があるだろう。無駄ではないにしても、医者の仕事ではないというのもわかる。わかるというより、それが自分自身の日々の仕事の実感でもある。個別の診療の場面で、「そんなに長生きしなくても」とか、「そろそろ動けなくなるんだから」なんて言っても無駄である。そもそもそれは医者の仕事の放棄である。私もそう思う。しかし、というか、だからこそ、医者としての日々の仕事を離れたところで、だんだん動けなくなり、そのうち必ず死ぬ一人の人間として、この原稿を書いているのである。

やりがいに対して、無力感を取り上げてきたのだが、やりがいがあれば、それをエネルギーにやるのは簡単で、反対に無力感に向き合うほうがより困難な分、いわゆるやりがいをはるかに勝るさらに大きな「やりがい」があるかもしれないといえば、当然のことのような気もする。しかし、結局のところ、大事なことはやりがいか、そうなると本書の根幹が揺らぐ。あるいは、死を遠ざけない努力の「やりがい」となると、生の否定にもつながりかねない危ない「やりがい」かもしれない。その危ない「やりがい」を慎重に避けつつ、長生きや健康に対するやりがいも否定はしないが、それにこだわりすぎず、死を遠ざけず、動けなくなることを受け入れていく人生について考えたい。

やりがいの一つに「生きがい」みたいなことがある。「生きがい」は本書の最大の敵である。動けなくなることを支援する努力、死を遠ざけない努力は「生きがい」とはいいがたい。むしろ「生きがい」をなくすことである。しかし、これはあまりに元気に生きている間だけのことにこだわった、狭い視野でしかみていないための意見ではないだろうか。動けなくなる中での「生きがい」、死に瀕しての「生きがい」、さらには、死んでからも、残されたものが記憶にとどめ、また思い出す中に、「生きがい」はある。生きていてこその「生きがい」、「死んだらそれまでよ」ではないだろう。「死にがい」、あるいは、「死んでこそ立ち上がるものがあるだろう」と言いたいのである。

「死にがい」

「死にがい」なんて言葉が唐突に出てきたが、それは生きがいの一部に過ぎない。ただ今の世に流通する「生きがい」には、大きく欠けたものがある。健康は「生きがい」である。病気は「生きがい」ではない。そんな二分法に基づく「生きがい」が行き詰っていることは明らかである。これからの生きがいは、病気も生きがい、死ぬことも生きがいである。病気を含む健康、病気をしてこそ実現される健康、死ぬからこそある生きがい、というような生きがい、である。

かぎかっこの付け方が逆のような気もする。しかし、健康を実現し、維持すること、死なないこと、そんな健康だけを「生きがい」ととらえるような「生きがい」は、避けがたい不健康や死を排除した「一部の生きがい」に過ぎず、かっこつきの「生きがい」に過ぎない。むしろ病気、死ぬことを含む大きな生きがいこそが、かっこのないリアルな生きがいではないか。

もう少しこの考えを進めてみる。健康だけが生きがいではないように、生きることだけが生きがいではない。そもそもここが受け入れてもらえないかもしれないが、自分が死んだ後も、残された人の中で生き続け、それもまた生きることではないかといえば、死んだ後にも生きがいはある。

死ぬことも含めた生きがい。死んだあとのことも込みにした生きがい。生は死を含む。死を含まない生は、生の一部に過ぎない。「生きがい」に死もプラスした生きがいこそが求めるべき新しい生きがいである。

そのプラスした部分を先に「死にがい」と呼んでみた。「生きがい」プラス「死にがい」が新しい生きがいなのである。「生きがい」については、すでに多くの人が語っている。そこで本書では「死にがい」を語ろうというわけである。

還暦前、定年前の一人の人間として

私は一臨床医であると同時に、還暦目前、定年間近の一人の人間である。私のクリニックも60歳定年である。現実は定年後も働き続ける可能性が高いが、60歳を境に働き方を変えようと思っている。あるいは仕事をやめてしまって、生き方を変えようという気持ちもなくはない。世の中は65歳定年、あるいは生涯働き続けるという方向に流れているようであるが、定年を延ばすにしろ、引退するにしろ、そこに何かの区切りを置いたほうがいいのではないか、そうした漠然とした思いがある。

その背景にあるのが、日々の仕事の中で接する私よりも上の世代の多くの老人の生き方を自分の将来として受け入れがたいということである。医者として私が接するのは、当然のことながら、医療に依存して日々を送る人たちが大部分である。そしてその依存度が高ければ高いほど、医療に多くを期待されればされるほど、私自身はそうならないようにしようという気持ちが強くなる。

はっきり言えば、私は医者でありながら、医療に過度に依存したり、大きな期待をするのはばかげていると思っている。より良い医療の恩恵を受けることだけでなく、医療を避けることも重要である。そのバランスをとって生きていかないと、定年後の人生を、あるいは長生きによって得た多くの時間を、台無しにしてしまうかもしれない。そのためには、医療を上手に避け、さらにその先に待つ、動けなくなることを受け入れ、死を避けないで生きることも考えなくてはいけない。治す、よくするという医療だけでなく、治らなくても、よくならなくても、助け、介護することも重要と言えば、一般的なことでもある。しかし、それがなかなか困難だ。介護といっても、治す、よくするというところから自由になるのはむつかしい。動けなくなる、死んでいくというのは、そもそも目標になるようなものと思えないし、本人もそれを望まない。さらに多くの医療者は、それは医療の役割ではないという。

ここへきて本書で取り扱う問題が明らかになる。一つは、どうしたら個々の人が動けなくなることを受け入れ、死を避けない生き方をできるようになるだろうかということ、二つ目にそれが可能になるために、周囲からはどういう支援が必要なのか、そしてもう一つ、医療や介護はそこでどんな役割を果たすことができるか、あるいはできないのか、ということである。さらに、私自身も長生きをすれば、いずれ動けなくなり、死んでいく。私自身もまた、死を避けずにどうやって生きていくか、そこでどんな支援を受けたいか、医療や介護にどんな役割を果たしてもらいたいか、ということ自体に当事者として直面する。

今の高齢者の問題とこの先高齢者になる自分

これから老後を迎える自分自身に対し、今すでに高齢の人たちは、将来を照らす鏡のような存在である。しかし、医療の現場で接する人たちの像は、どうにも憂鬱である。もちろん健康でないためや、お金がないためにそうなっている面もあるが、それだけではない。健康を手に入れ、経済的にも恵まれている人の結ぶ像が、憂鬱な場合も多いのである。

定年とともに死ぬ。子育てが終わるとともに死ぬ。そんな人生も悪くはない。少なくとも、そこまではいい人生だったのだから。さらに、その後に自由な時間があれば、なんて素敵だろう。しかし、どうやら現実はそうでもなさそうだ。定年で終わってしまう人生、子育てで終わってしまう人生というのが、否定的に受け取られる世の中がある。そんなもったいない。これからというときに、というわけである。有名人が60歳くらいで亡くなると、誰もかれもが口をそろえて早すぎると言う。一人くらい、いい時期だったと言ってもいいような気がする。誰もそう言わないところに、大きな問題がある。そんなことは早いとか遅いとかいう問題ではないだろうと、いまだ60歳にならない私が、長生きして幸せでない自分を想像してそんなふうに思う。

千代の富士の61年の人生は短いか

私は横綱千代の富士が好きだった。彼は現職の親方のまま61歳で亡くなり、定年後の人生がなかったわけだが、私は早すぎるとは思わない。もちろんもっと長生きしてほしかった、そういう気持ちはあるが、千代の富士の人生を長さで計るなんて、とんでもないことではないか。今でも引退会見の様子はたびたびよみがえる。長い沈黙のあとのあの絞り出すような引退の弁、「体力の限界、気力も無くなり、引退することになりました」は、言葉というより、一つの場面、出来事として強烈に印象に残っている。

しかし、多くの人は千代の富士にもっと生きてほしかったと思う反面、自分自身が千代の富士であれば、相撲の世界で横綱まで出世し、何度も優勝し、案外61歳で死ぬのも悪くはないと考えたりするのではないだろうか。さらに言えば、あの引退会見の直後に死んでしまっても、それほど悔いは感じないのではないか。

もちろん多くの人は千代の富士のようには生きてはいない。横綱にもなれず、優勝もできなかった一般の人にとっては、やはり長さが重要かもしれない。60歳だと早すぎるというわけだが、一体どれくらいなら早すぎないのだろうか。70歳はまだ早すぎるだろうか。やはり平均が目安だろうか。そうなると男性では80歳くらいということになるが、それでも半分の人は早すぎるということになる。こういう考えは、結局できるだけ長いほうがいいよね、という結論に行きつく。事実、100歳になると表彰され、最高齢の人が称賛される世の中がある。

長さか、質か

それでは、ここでの問題を、人生の長さと質の問題として少し整理してみよう。

質の問題は、周囲の大多数の人と似たようなものであれば受け入れられるかもしれない。一億総中流というような状況が社会全体の幸せを表すのであれば、現実が一億総下流ということであっても、そこそこの質の人生ということにできるかもしれない。

それに対して、長さというのははっきりした数字で表されるし、人との比較も簡単である。それで多くの人は長さにこだわりやすい。平均を越え、より長くを望む。曖昧な質の問題はそこそこに、わかりやすい長さの問題に対して努力するというわけだ。そのためには医療を最大限に利用しないといけない。その結果、医療を受ける努力は惜しまないという方向に振れやすい。

しかし寿命が長くなるにつれ、そこそこの生活の質を維持することが困難になる。そのうち維持が困難どころか、周囲の助けがなければ日々の暮らしが成り立たなくなったりする。こうなるとまた質の問題が顔を出す。治したり、回復させたりするための医療を受けることに対する抵抗のなさとは逆に、治りもしないし、改善もしない中での介護は受け入れがたい面がある。医療を受ける気軽さに対し、介護サービスを拒む人が多いのは訪問診療でよくある状況だ。さらに寝たきりになれば、介護も医療も受けるべきではないという意見も珍しくはない。その最も極端な例が、安楽死を望むという状況だ。質、より具体的には「自立」がある程度担保されなければ、長さも認めない現実がある。

この人生の長さと質に関する世の中のありようを単純化すると、以下のようになるだろうか。長さも質も重要だが、まずは長さを重視し、医療に期待をかけ、長寿を求める。それに対して質はどうか。質はそこそこでもいい。むしろあまりに質が悪くなったときには、長さを犠牲にしてでもその後の人生を切り捨てようとする。

長さを重視しても、質を重視してもうまくはいかない現状がここによく表れている。医療に過大な期待をしても最後は死ぬことを避けられない。また質を重視して、自殺や安楽死などでそこで生に区切りをつけようとしても、それもまた簡単ではない。自殺や安楽死で終わる人生の質というのも問われなければならない。長さにも限界はあるし、最期まで質を維持して生活することも同様に困難だ。長さにキリをつけるなら、質にもキリをつけるほかない。しかし現代は、質を犠牲にして長さを重視しながらも、死が近づくとまた質を優先するという困難なことを、最もありふれた選択肢として取り上げているように思われる。

定年後を重視すると

定年後や子育て後の自由な時間こそ重要。この考え自体もまた問題かもしれない。仕事だって、子育てだって重要だ。それと同様にこれからの自由な時間も重要、そういうことならわかる気がする。しかし、定年後の自由な時間は、仕事や子育てのようにはいかない面がある。仕事や子育てにはゴールが設定できる。それに対して、これからの自由な時間にはゴールや目標を設定することはむつかしい。仮に設定したとしても、そこには常に死による中断の可能性が、定年や子育てより大きな確率で存在する。確率としてだけでなく、実感としても感じられるようになる。

そこで、途中で終わってもいいとなるか、どうしても達成したいとなるか、分かれ目がある。途中で終わってもいいとなれば問題はない。どうしても達成したいとなると苦しくなる。

しかし、仕事も子育ても実は同じようなものだ。仕事だって、すべての目標が達成されて定年というわけではない。定年までという以外にも多くの目標はあったに違いないが、そのうちの大部分は道半ばで終わっている。子育てだってそうだろう。もっとこんな人間になってほしかったと思う部分は多かれ少なかれ残るのが普通だ。ただこの二つでは、定年まで、子どもが成人するまで、というとりあえず達成可能な目標が設定できる点が、老後と異なる。この定年まで、子育てを終わるまで、というような達成可能な目標は、老後では、「死ぬ」ということだったりする。「定年を迎える」、「子どもが成人する」、こうしたことが、「死ぬ」と同列で語れるかどうか。老後の自由な時間を重視するには、そういう困難がある。

定年後ごろごろするだけの生活

定年後の話として、退職後に何もすることがないお父さんというのが定番の一つである。退職後に家でごろごろするお父さんの肩身は狭い。仕事ばかりやってきたからそういうことになるとか、何かごろごろしているのが悪いことのように言われる。目的なしに生きるのはせっかくの自由な時間を無駄にしているというわけだ。

定年とともに死んだとしても素晴らしい人生なのだから、そのあとごろごろしてようが、何してようがいいではないか。定年まで勤めあげるだけでは不十分だというのか、そう言い返すこともできるのだが、定年後も、仕事同様、休みなく楽しまなければいけないというような空気がある。定年後なんか重要ではない、ごろごろしていればいいというのは、どうも世間受けが悪い。ごろごろしているだけでは、最低限の生活の質も維持できていないというのが一般的な意見かもしれない。

しかし、定年後なんか重要でないと無理にでも考えてみると、意外な世界が見えてくる。

ごろごろしているだけという生活の延長線上には、ベッドの上で一日を過ごす寝たきり老人の毎日がある。定年後のごろごろしているだけの生活は、長生きの行きつく先の寝たきりの生活の先取り、予行練習だと言えないこともない。

もちろん、その二つはひとつながりどころか、つなげてはいけないものだともいえる。寝たきりを避けるためにごろごろしない努力が必要、ごろごろ運動もせずに生活しているからその延長で寝たきりになるだけで、寝たきりにならないためにこそ、ごろごろしていてはいけないという意見だ。確かに一部ではその通りである。しかし、寝たきりになるのはごろごろしている人だけではない。日々健康に気をつけ努力する人も、長生きすれば遅かれ早かれ寝たきりになる。逆に運動もせずごろごろしているだけだと、心筋梗塞や脳卒中で突然死んで、寝たきりにならないかもしれない。

ごろごろしているだけの人生もありだと思う。同様に寝たきりもありだ。ごろごろに否定的な世の中は、寝たきりに対しても厳しい面がある。ごろごろがいいのであれば、高齢の寝たきりには何の問題もないのではないか。前者はごろごろしない生活もできる分、非難される余地があるかもしれない。それに対して後者は、寝たきり以外の生活が困難で、別の生き方ができるわけではなく、そもそも悪く言われる筋合いのものではない。

ごろごろから「死にがい」へ

「死にがい」を理解する手がかりは定年後のごろごろしているだけの人生を受け入れるところにもある。「ごろごろしているだけなら、死んだも同然だ」と言われたとき、「その通り。でもそれでいいじゃないか」と答えることもできる。「あなたは寝たきり老人が生きることを否定するというのか。あなたは生きがいを求めているかもしれないが、こちらは「死にがい」を求めているのだ」と。

とはいえ、ごろごろできるのも、今もまだそれなりに健康で、それなりに経済的にもゆとりがあるからに他ならない。あとの人生はおまけのようなものだと考えて、気楽に、適当に、ごろごろするだけで生きられたらいいのではないか、と書くのは簡単だが、これが現実となると全然簡単ではない。なぜか。健康もお金もいずれ失われるし、何よりも定年後や子育て後の自由な時間こそ重要だと思っているからだ。その自由な貴重な時間をごろごろして過ごすのはもったいない、どうしてもそう考えるから簡単でなくなる。だから、一度重要でないと考えてみようと思うのである。

寝たきり老人のようにごろごろ残りの人生を送ればいい。しかし、そんなことを言われても困るという人が現実には多い。今の時点で定年後ごろごろ生きるだけの生活に賛成という人は、すでに本書の最終地点を先取りしているかもしれない。ただ、ごろごろするだけの生活に賛成の人も、自分がごろごろしながら生きていくだけでなく、周囲の人にもごろごろするだけの人生でも案外いいよねと思ってもらえるようになるにはどうしたらよいかを考えてもらいたい。そして、そうした周囲の変化は、自分自身がごろごろ生きていくのをより容易にしてくれるはずだ。

定年前であっても

定年前は仕事、定年後は自由にという流れは、定年前にもある。時間内は仕事に打ち込み、時間外は自分の好きなことを、と考える人も多いのではないか。若い世代ではすでにそういう人たちのほうが多いかもしれない。

その流れは、ワークライフバランス、あるいは「働き方改革」というしばしば耳にするようになった言葉からも明らかだ。しかし、これはそれほど新しい話でもない。今から100年前の20世紀初頭、自動車メーカーであるフォード社がベルトコンベアによる流れ作業による大量生産を導入し、労働者を高賃金、8時間労働、余暇を奨励という、当時としては画期的な待遇で雇用した。これをフォーディズムと呼ぶらしいが、このフォーディズムの説明を見ると、ワークライフバランスといっても、「働き方改革」といってもいいような説明だ。

フォーディズムの背景には、労働者が健康で、十分な自分の時間がなければ、いい製品が効率よくできないし、自由な時間を使って物を買って、使うこともできない。労働者のためというだけでなく、メーカーの生産性、利益を上げるためにこそ、フォーディズムが重要ということがある。事実フォード社には保安部という部門があり、スパイ活動により、社員が仕事を終わった後に飲んだくれてごろごろしていないかどうか、家庭の不和がないかどうかなど、調査活動を行い、社外の生活に関しても、徹底的に管理していたのである。

かつてのフォーディズムを振り返れば、今のワークライフバランスも、働き方改革も相当に怪しい。仕事も会社のため、余暇も会社のため、そういう社会は全く変わっていないのかもしれない。

ここでも、仕事もプライベートも重要という考えこそが問題だったりする。定年後の自由など重要ではないと考えたように、仕事もプライベートも重要ではない、そう考えることで新たな展望が広がるのではないか。会社に損害を与えないようほどほどに仕事をし、自分の健康を害さないほどに、経済的に破たんしない程度に、家族が崩壊しないように、仕事が終わった後も適当に飲んだくれて、ごろごろしながら、生きていけばいいのではないか。定年前のこうした生き方は、定年後の適当な生き方にもつながっていく。さらには、ボケてもいいよね。寝たきりでもまあいいよね、というその先にもつながっていくかもしれない。ここは本書の肝となるところである。

仕事もしなくていいし、子育てもしなくていい　世の中は働く人ばかりではない。家族を持ち、子どもを育てる人ばかりではない。そうでない人についても、取り上げておく必要がある。

そうした人に対してはまずこう言っておきたい。仕事も重要でないし、家庭も重要でないし、子育ても重要ではないですよと。

働かなくていいよね。家庭を持たなくていいよね。子育てもしなくてもいいよね。そんな生き方もまた将来の動けなくなる自分、死を避けない自分へとつながっている。長生きするとは、働かなくなることであり、子どもが自立し家を出ることや連れ合いが死ぬことで、家族が減っていくことでもある。それを単に「生きがい」を失うと考えるだけでなく、生きがいの一部である「死にがい」を得るととらえ、働かず、他人に世話になるばかりでも、生きていけばいいという気持ちにつなげていけばいいのではないか。そんな道が、そこに開けている。

健康、長生きから離れて

健康が重要だ、長生きが重要だ、そんなわかりやすい話は、もはや長々と語る必要はない。さらに、定年まできっちり働くことが重要、働くためには余暇も重要、定年後も楽しむことが重要、そのためのお金や、人とのつながり、その先の健康、長寿を目指す生き方が重要、そんな話をするつもりもない。

医者でありながら、いや、医者だからこそ「健康が重要」という話には本当にうんざりしている。食事が重要、運動が重要、血圧が重要、コレステロールが重要、血糖が重要、早期発見・早期治療が重要というだけでは、問題の半分を扱っているに過ぎない。いずれ食事がとれなくなり、運動が困難になり、通院も薬を飲むこともままならなくなり、早く病気を見つけたところで、寿命のほうが早く尽きてしまう。そうした残り半分も一緒に扱わなければいけない。

健康が重要だと思うことだけが重要ではない。長生きが重要だと思うことだけが重要ではない。さらには、健康など重要ではないと思うことも重要、長生きなど重要でないと思うことも重要、そんなふうに考えることができるはずだ。健康の重要性と健康でないことの重要性の両方を考えるほうが、片方を考えるより、大きな可能性をとらえることができるはずだ。重要であるとも言えるし、重要でないとも言える、そういう立場を維持することが最も広い可能性に対応できるのではないか。それが今の私自身の無力感を乗り越えるための必要条件のような気がする。生きることだけでなく、死ぬことにも、いわゆる「生きがい」に匹敵する「死にがい」の可能性が見出せるのではないか。無力のその先に、やりがい、生きがいとは別の方向性、「死にがい」があることを信じて話を進めよう。

どこまでも健康、どこまでも長寿を重視するのは無力というより不可能である。ある時期に限って実現できるに過ぎない。どこまでもというのは不可能だ。死を避けることはできない。死を避けるのは不可能だが、避けなければ少なくとも無力ではない。死んでいく中で、何かできることがあるはずだ。自分自身の無力感も、人が死んでしまうから無力なのではなく、死ぬことを避けようとするから無力なのである。

長さからも、質からも離れて

健康でなくてもいい、長寿でなくてもいいという考えの背景には、人生の長さからも質からも離れて、もっと身近なところに、別の生き方、死に方があるのではないか、という見通しがある。単に長い／短い、質が良い／悪いというわかりやすい二分法とは違う視点で、人生の終わりを迎える新たな道筋を探ることができるはずだ。少なくとも、質に関しては、良い／悪いという二分法では割り切れない複雑な面が存在する。

もちろん、二分法を離れたところにあるのは苦しみ、不安のほうかもしれない。しかし本当にそれだけだろうか。やりがいとは違う、生きがいとも違う、「死にがい」が立ち現れてくる可能性だってある。なんといっても、生きている人で死んだ人はいないので、苦しみ、不安以外に何もないかどうかもわからない。そこが本書のスタート地点である。

健康欲望から死の不安へ

死を避けることは間違っている

二〇一四年、『「健康第一」は間違っている』という本を出した。健康欲望は、うまいものが食べたいというような欲望と等価である。そんな仮定からスタートし、どこまでも健康を目指す際限のない欲望にどう対応するかを、様々な統計学的データを示しながら、詳細に検討した。日本人が世界一の長寿を達成した背景には、健康長寿を第一として、それを推し進めていった巨大な社会構造がある。その最大の装置が医療である。しかし、その医療によって受ける恩恵は、高齢になればなるほど小さい。どんなに医療を提供しようとも、結局は死んでしまうからである。

しかし、その医療の役割の小ささは巧みに隠蔽され、社会はどこまでも健康長寿が第一という一方向へ振れ続けている。その結果、高齢者はむしろ、健康にとらわれ、長寿を目指すがために不幸になっている現実がある。その不幸な現実を踏まえ、これからの高齢化社会をどう生きていけば、幸せになれるのか。

そのためには、健康長寿第一という、最終的には死ぬことで必ず裏切られる欲望をコントロールし、医療の限界を知ったうえで、人生が賭けであるように医療も賭けの一つだととらえ、ほどほどの医療を受けながら、若い世代に託して譲っていく、という生き方が、むしろ幸せな生き方ではないか。そんなことを書いた。

その本の中で、避けた話題がある。死の問題だ。前著では、健康長寿という欲望を軸に、どう死ぬかというより、どう生きるかに焦点を当てて、大部分は医療の側の視点から書いた。死の問題はほとんど取り扱っていない。死の問題を避けて、残りの部分でまとめてしまったというところがある。「死なないための医療」から「死ぬからこそある医療」へ、というのが一つの提案なのだが、「死ぬからこそ」と言いながら、生きている間の問題に終始し、そこでも死の問題に正面から取り組むことを避けてしまった。

本書で書こうとしていることは、現代の死の問題についてである。いまだかつてない高齢化社会の新しい生き方を、死の側から書くということである。それは「新しい生き方」、というより、「新しい死に方」といったほうがいいかもしれない。冒頭ではそれを「死にがい」と書いた。しかし、「生き方」といっても、「死に方」といっても、対象は同じである。今を生き、いずれ死んでいく人である。「健康第一は間違っている」ではなく、健康長寿の裏側にある死の恐怖、不安の側から、「死を避けることは間違っている」というのが本書のコンセプトである。

健康長寿に関する欲望をコントロールできたとしても、死に対する恐怖がなくなるわけではない。むしろ死の恐怖への対応が、健康長寿への欲望のコントロールにも役立つのではという見通しもある。

死を日常に取り戻すことの困難

しかし、「死の側から」のアプローチと簡単に書いたが、これがなかなかむつかしい。死に焦点を当て、死の側からとらえ直すときには決定的な問題がある。どう生きるかについては、その当事者が「どう生きたか」について、生きているうちに語ることができる。それに対して、死についてはそれが不可能だ。「どう死んだか」は常に他人ごとでしかない。「死ぬのはいつも他人ばかり」というわけだ。

これから死について語ろうという私に、もちろん死んだ経験はない。医者という職業柄、他人の死に接する機会が多いということはある。が、その日々接している他人の死も、その場の刹那のことでしかない。亡くなったその人自身は、当然いなくなっているわけで、思い出すというかたち以外では、接することができない。さらには肉親の死と違い、繰り返し思い出すということも少ない。仕事上、次から次へと他人の死に接する中で、死が日常化する一方、個別の死については、忘れてしまうのが関の山だ。

しかし、この「忘れてしまう」ということに、「新しい死に方」についての、何か大きなヒントが隠されているような気がする。家族を看取った人からすれば、看取ってくれた医者が自分の大事な家族のことをすぐに忘れてしまうなんて、と思うかもしれない。すぐに忘れ去られてしまうような死は「悲しい死に方」ではないか。そこに一体どんなヒントがあるのか。多くの死について、忘れがたい死のほうにヒントがあるのではないか。そう思う人が多いかもしれない。しかし、どうもそれは「忘れがたい良き死」というより、多くの場合、実現困難な、たまたま達成されるに過ぎない「理想的な死に方」ではないかという疑いがある。

さらに、この「理想的な死に方」についてはすでに多くの著作がある。「理想的な死に方」は様々な制約がある個々の人では役に立たないばかりか、むしろ特殊な状況でのみ実現可能な、一般化できないものになっているかもしれない。

それに対して、「忘れてしまった」方の死については、ほとんどだれも取り上げていない。そもそも忘れてしまっているので、取り上げようがなかったということかもしれない。しかし、「忘れてしまった」死こそ、取り戻すべき、もっともありふれた、日常的な死ではないか。言い換えれば、それは生活の中にある死と言ってもよい。特別なことが起こっているわけではない生活の一部としての他者の死は記憶に残りにくい。そういうレベルでの死を取り戻すにはどうしたらよいか。しかし、死そのものの経験がない人ばかりで、社会全体で死を忘れ去っているのが日常である世の中で、死を日常に取り戻すというのはあまりに困難だ。

重要なところなので繰り返しておこう。自分自身の死の体験の不可能性、常に他人の死としてしか体験できない限界、忘れられてしまうありふれた現実の中にこそ求めるべき死がある、この三つが今後のキーワードである。自分自身の死の体験の不可能性は、死の不安に直結している。知らないから不安、まずその事実をきちんと押さえておくことは重要だ。さらに、過去を振り返って、こういういい死に方があったので見習いたいというのも一つの対処法だろうが、どうも疑わしい。むしろ、忘れてしまった印象に残らない死こそ重要かもしれない。

死ぬのは普通のこと

死の経験（もちろんそれは自分の死の経験でなく、他人の死の経験である）を忘れるためには、意識しているときがなくてはならない。思い出したり、忘れたり、それを延々繰り返す。「忘れてしまうこと」は「思い出すこと」でもある。忘れることが重要というとなんだかわかりにくいが、「思い出すこと」といってもいい。そうすると、今度は「思い出すことが大事」というあまりに普通のことになってしまい、そんな当たり前のことでいいのか、とつっこみが入る。そうした反応には、その通りと応答したい。死を避けないということは、死を普通のこととして扱う、ということに他ならない。

他人の死についての経験は、日々の生活の中で、思い出したり、忘れたりを繰り返す、普通のことに過ぎない。他人の死の経験は、何も家族や近い人に限ったことではない。好きな作家、歌手、スポーツ選手、日々告げられる誰かが亡くなったというニュース、すべてが他人の死についての経験だ。多くの他人の死を経験することは、そのまま自分自身の死にもつながる。そしてそのうち、それらの他人の死が日常の単なる一コマとなり、死を日常に取り込むことによって忘れてしまう、そんな時期がきて、いつのまにか日常生活の延長上でみんな例外なく死んでいく。本人にとって、死は最後の日常に外ならない。死が近づいて意識がなくなり、死について忘れてしまうだけかもしれない。周囲の人もまた、ありふれた日常にある普通のこととして死を経験し、またそれも日常の中で、忘れ、思い出し、その繰り返しである。

しかし、この普通のことというのがどういうことなのか、もはや訳がわからなくなっている。「すべての人はいずれ死ぬので、死ぬのは普通のこと」のはずなのだが、どうもそうではない。そこにどんなことが起きているのか。それをきちんと記述する必要がある。ニュースで流れる多くの他人の死は、自分とは無関係な死として、忘れたり、思い出したりする以前のことにとどまる。

「死を避けないための努力」など、本来は必要のないものだ。その不要な努力が必要となるような、普通が異常になる死を避ける社会から、異常な死を普通に戻そう、そういう目論見である。死を避けようとすることは異常である。死を避けようとしないのが普通である。つまり本書は極めて普通の主張をしているに過ぎない。

下り坂の生

死を普通のことだと言ってみたところで、なんの解決にもならないかもしれない。身近なところでの死の経験は少なく、日々流れる有名人などの死のニュースはあまりに遠い。少し視点をずらそう。「どう生きるか」と「どう死ぬか」の対比ではなく、「上り坂の生」と「下り坂の生」という対比はどうだろうか。本書で取り上げるのは「下り坂の生」である。

拙著『「健康第一」は間違っている』で、「死ぬからこそある医療」実現のための処方箋として、健康欲望のコントロール、賭けとしての医療、若者へ譲ることの三つを挙げたが、これは「死ぬからこそある医療」と言いつつ「上り坂の生」についての処方箋である。健康欲望をコントロールするということの中には、上り坂の部分がある。欲望をコントロールできることで、より上位の人間になれるというように上りにできる。賭けるということについても、賭けて勝つ、という上昇志向がある。譲る、ということにも、何かいいことをしたという良い方向を志向する面がある。そうした「上り」の部分をすべて捨て去り、「下り」の部分だけに焦点を当てることで、「新しい死に方」、「死にがい」への道筋が見えてくるかもしれない。

ここでは、上り坂の部分には一切焦点を当てず、欲望はコントロールできないという下り坂の面、賭けに負けたり、譲ることで失うことなどの負の側面のほうからアプローチしていかなければいけない。
下り坂を下り坂としてとらえるには、まずその前提をしっかり押さえておく必要がある。下るというのは、絶対上ることではないということである。もう一度上向きに、という方向性は決して考えないことだ。あるいは下り坂をなだらかにというのも、上るということに含めたほうが良いかもしれない。どんどん急坂になる中での「下り坂の生」でなくてはならない。死への道程は、下りの傾斜がどんどんきつくなるということである。そう定義してみてもいい。

人生というものを考えるときに、どうしても「上り坂」をイメージする。徳川家康曰く「人の一生は重荷を負うて遠き道を行くがごとし」だが、これも明言はされていないものの、多くの人は上り坂を思い浮かべるのではないか。しかし、上りだけをイメージするのは道半ばである。その後の人生は重荷を負うて遠き道を「下る」がごとし、という部分が避けられない。

「どう死ぬか」という現実は「下り坂」である。生きていくというより、死んでいくということである。残された寿命は、日に日に短くなっていく。「上る」→「生きる」というより、「下る」→「死ぬ」というのがここでの最も大きなフレームである。もちろん、下るのは普通である、ということだ。

どうしても上ることを考えてしまう現実

「上る」という視点は、常に「死を避ける」という方向に振れやすい。「上り」、「下り」という対比で考えるときの決定的な問題は、上が良くて、下が良くない、そうした呪縛である。「新しい死に方」に迫るためには、まずそこを相対化する必要がある。「上り」が良いわけではない。「下り」が悪いわけじゃない。良い悪いという価値観をひとまずはかっこに入れて、「下り坂の生としての死」に向き合ってみようというわけだ。

世の中の大勢は、これだけの高齢化社会になっても、いまだ下り坂を何とか避けようという方向である。衛星放送（BS）をたまに見たりすると、高齢者に対する健康食品やサプリメントのコマーシャルが目白押しである。栄養を考え、運動を続け、あくまで健康寿命を延ばし、どこまでも上ることを目指す方向である。下ることを想定してはいけないかのようである。

どこまでも上ることを強要される。下りは悪いと刷り込まれている。この刷り込みから解放されるために、先ず「下り坂」を直視し、それが悪とも限らない、という視点も持ちつつ、下り坂を避けることのばかばかしさにも触れながら、下り坂の生、そして、その先の「新しい死に方」へと向かっていきたい。

上り切ったものにとって、下るのはそれなりに誇らしいことのはずだ。悪であるはずがない。登山は上りと下りの両方で完結する。生きて、死ぬ。上って、下る。これもまた普通のことだ。上ることだけを考えたほうがいい、それはむしろ死を避けるための呪いの言葉である。前章で取り上げた「動けなくなることを支援する努力」とはまさに下るための支援であって、上りを目指す支援ではない。こう書くと何か異常な支援という感じがする。多くの人は、高齢者に対してどこまでも寝たきりにならないようにするのが支援だと思っている。しかしこれこそが異常な支援であって、下ることを支援するのが、普通である。

苦しみとしての死

上ったら下るのが普通、その先にあるのが死に過ぎない。下ることの支援が必要である。それは前章で取り上げた、動けなくなることを支援する努力、死を避けない努力と同義である。視点を変えるといいつつ、同じところに戻ってきた。下るのはやはり苦しいということだ。

死ぬことについて、できることなら語りたくない。死について考えると言っても同じだろう。経験もできないし、いつくるかわからないし、立ち向かうのは無謀な気がする。個別の患者に対して、死について考えましょうと言ってみたところで、感じるのは無力だ。まずは、健康を取り戻すため、寝たきりにならないため、長生きするための上りへと向かう。下りへ切り替えるポイントが見つからない。個別の患者に向かって、「そろそろ死んでもいいのではないですか」などと言うのは不可能だ。下りについて考え出すと、どうしても暗い気持ちになる。明るい気分にはなれない。下ることは悪いことじゃないと言ってみたところで、虚勢を張っているだけのようにも思える。

だんだん動けなくなって、できることが少なくなって、いずれ死んでいくという下りを考えるとやはり苦しい。考えるというだけでなく、現実に動けなくなり、できることが少なくなって死んでいくのも苦しそうだ。苦しみはできるだけ避けたい。経験がないのでわからないが、どうも苦しいらしい。痛みということであれば、モルヒネなどの薬に効果が期待できるかもしれない。しかし、苦しみは痛みだけではない。そこにはいまだ経験したことがない、苦痛が待ち構えているのではないか。

では、それは「死ぬこと」が苦しいということなのか。そうではない。生きるのが苦しいということではないのか。死ぬと覚悟が決まれば、その苦しみから解放されるかもしれない。ただそのときにどう覚悟が決まるのか。覚悟ということであれば、生きている間に自覚でき、残された人に対しても何か伝えることができるかもしれない。

しかし、その覚悟はどこで決まるのか。個人の問題と考えても、覚悟を避け、健康長寿ばかりを推し進めようとする社会に巻き込まれる。死の苦しみも、数ある日常的な苦しみに過ぎないといっても、死が日常にない社会では、個人にとって死の苦しみは日常的になりえない。

死の苦しみは個人を含む社会全体の問題として考えるほかない。死ぬ覚悟が、個人個人に、日常的に、自然にもたらされる社会とはどんな社会か。死の苦しみを個人の問題としてではなく、社会全体の問題として考えなくてはいけない。下ることを避けることはできない。その下りの苦しみを軽くしてくれる世の中がどんな世の中なのか、考えていく必要がある。

死に向かう不安

死について考えるとき、死が迫っていない状況でも不安になる。この不安をどうするかということが「死にがい」を考えるための最大の問題の一つだ。

これは自分自身の経験としてというだけでなく、まさに今こうして死について原稿を書いていても、その通りである。明日死んでしまったら、原稿が完成しないではないか。不安にならずにはいられない。しかし多くの人はそんなふうに不安にはならない。そもそも死について考えないからだ。明日死んでいるかもしれないということを意識下にしまい込んで、考えないようにする。そうすれば、明日死んでいるとしても、少なくとも今は安心していられる。では死について考えずにはいられない場合どういう対応が可能か、考えてみる。

別に明日死んでいてもかまわない、仮にそう思えれば死の不安はある程度解消する。今日はこれで原稿を途中でやめるというときに、別に途中で終わってもかまわないと思えれば、原稿に関しては何も問題はない。しかし、そう考えられる人は少ないだろう。そのうえ明日の気がかりは原稿のことだけではない。そこがむつかしい。その意味では「死んでもかまわない」と己に言い聞かせるだけではどうにもならない。考え方一つでは不安は解消しない。

不安は、下り坂の生の最大の要素の一つだ。上る希望に下る不安。しかし、不安は避けたい。少なくとも、不安を手懐けたい。みんな手懐けようとして、医療に期待したりする。あるいは宗教に救いを求める。しかし、そうした医療や宗教によっても不安は解消されないまま死んだりする。死に対して準備してもうまくはいかない。逆に、準備できないということもあながち悪い面ばかりじゃない。どんなふうに死にたいかというと、私の外来に通う患者さんの多くがピンピンコロリで死にたいという。ピンピンコロリを望む気持ちというのも、準備できなくても、死に不安を感じずに済むように、という面がある。

準備をしないほうが案外いいかもしれない。少なくとも、宗教や医療に頼った準備が、私が外来で診察する患者でうまく機能しているとは思えない。準備をしてみたところで、多くの人は、死に支度が十全整っている自分の姿は想像もできない。そして、死それ自体もさることながら、準備ができていないことにも不安を覚えている。しかし、矛盾するようだが、そもそも準備などしない、という備え方もあるのではないか。これが先の「忘れてしまう」ことにもつながっている。

死は普通のことで、忘れていればいいし、準備しないほうがいい、とりあえずの結論は出ている。

しかし現実はなかなかそうならない。私自身の無力感もここにある。死を避けるために努力が必要なのではなくて、死を避けないための努力が必要、動けなくなることを避ける努力が必要なのではなく、動けなくなることを支援する努力が必要なのだが、その努力を個別の診療の場面でやろうとしても、全く歯が立たない。

その「なぜ」を明らかにしたうえで、どうすれば、この結論が受け入れられるのか。すんなりは受け入れられないかもしれないが、いくらかは受け入れてもらえるよう、とにかく書き続けていくことにする。

命が一番大事という勘違い

小学校のとき、ある日の朝礼のことだ。学年ごとで整列して、壇上の先生の話を聞いていた風景が、はっきりと甦る。

「一番大事なものは何ですか」、そう問われたのである。

前後の脈絡は全く記憶にない。しかし、この問いかけだけははっきりと覚えている。子どもの殺人事件や自殺が話題になった頃だったかもしれない。小学生の命が奪われた実際の事件があったのだろう。

答えがわかったみたいに思った子どもらが、ざわざわする。私もその一人だったかもしれない。簡単な問題じゃん、そんな不遜な気持ちもあったような気がする。誰か答えられる人はいますか、という問いかけに、一人の女の子が応じた。「命です」。問いかけた教師の期待通りの答えである。そして多くの生徒が、その答えに同意していた。私もその一人だった。

この問いにはあらかじめ用意された答えがあった。私が簡単な問題だと思ったのもあながち外れてはない。実際に答えられたごとく、「それは命です」、というのが答えで、問いかけたほうも、それ以外の答えを全く用意していなかったと思われる。しかし、この質問に答えることは、それほど容易ではない。

命は大事なんだが、簡単に答えられる問題として問われると、そんな簡単な問題ではないことは明らかで、想定通りの「正しい答え」を言ったとしても、それで終わりにしてしまっては何も答えたことにはならない。

このまるで台本通りのやり取りは、死を避けようとする私たちの社会を映し出してはいないだろうか。この単純な思考により、一番大事なものは命だと簡単に答えてしまう状況の問題が忘れ去られ、命が大事だということがむしろ誤解されてしまうということではないか。

実際、この答えは間違って解釈され、間違った方向へと我々を導いたのではないか。あらかじめ用意された答えに正解があるわけはない、答えは別のところにある。

確かに命は大事である、それになんの異論もない。しかし、この言葉がどう使われているかには異論がある。命は大事ということを、だから命を終わらせてはいけない、死んではいけない、死なせてはいけないということにつなげて使うのは、使い方が間違っている。前述のとおり、死の話題は多くの人を不安にさせる。不安を避けたいので、死んではいけない、死なせてはいけない、となる。それはある種の思考停止である。にもかかわらず、現実には「命が大事」ということが死を避ける、あるいは死を話題にすることを避ける方向ばかりで使われてしまう。

命が一番大事ということを死んではいけないということにつなげてはいけない。

命が大事ということは、死んではいけないということと同じではない。長生きが良いこととされるようにその一部ではある。しかし、その長寿も最終的には死に至る。それでは死んではいけないということ以外にどんなことがあるか。死んだとしても、その失われた命が大事ということには変わりがない。もちろん死んだら、その人の体はなくなる。体はなくなっても、それ以外は延々と残る。殺人や災害など、理不尽に体が失われるほど、それ以外の記憶、遺品などはより強く長く残る。

失われた命こそ重要かもしれない。

失われた命について、残されたものがよくよく考える必要がある。死んだからその人の命が大事でなくなるということではない。

それでは、もし人が死なないとしても命が重要ということがあり得るだろうか。命が大事というのは、誰かが死んだときである。死なない限り、命が重要という話題は出てこない。死ぬということが前提でしか考えられないことを、死んではいけないという話にすることはできない。死ぬ前も死んだ後も命が大事である、ということだ。死は前提である。命は死によって失われる。しかし、生が死によって失われるわけではない。むしろ生は死によって再生する。

失われるからこそ重要

死んだら命はそれで終わりである。二度と取り戻すことはできない。一度失うと取り返しがつかない。失うということが前提で、その前提の上に、命が一番大事ということがある。いずれ終わりがくるという有限性の前提があるからこそ重要なのだ。有限が前提であれば、終わりをできるだけ先送りするというのならわかる。しかし、その先送りにキリがなくなる。理屈と現実が乖離していく。死は生の動かしがたい前提だ。理屈は理解できるが、生活に組み入れられていない。

「命が大事」が「死を避ける社会」を維持する

「命が大事」ということが現実から離れていく。命はいずれ終わる。にもかかわらず、「生」を長引かせ、「死」を遠ざけるという社会が基盤にある。ひとつながりの「生と死」が分断されている。その最大の要因が医療の進歩だろう。医療の進歩はその死を先送りすることについては大きな成功を収めた。終わらせない方法があるのならそれを十分利用しなければいけない。大事な命なのだからということだ。しかし、それを十分活用したところで、最後にはその大事な命も失われてしまう。

もちろん、病気を予防・治療したり、事故や自殺を防いだり、そういうことが大事ではないと言っているわけではない。それは最終的には不可能であると言っているのである。ただ多くの場合、予防する、治すというのは少し言い過ぎで、現実は先送りする程度のことに過ぎないことが多い。特に高齢者医療の現場ではほとんどそうである。状況によっては、先送りにすらなっていない。逆に、医療によって健康を害し、寿命を縮めている場合もある。これについては、第4章で詳述する。

もう一つは命が終わること自体が不安なので、その不安が現実になるのを極力先送りにするという自然な働きがある。死に対する不安の対処法の一つだ。ここで、「他人の死は私には関係ない。私は明日も明後日も生きている」と、死を無視し続けるという対応もあるのだが、それはそれで困難だし、逆に、死は予期せず訪れるものなので、いつ死んでもいいと覚悟を決めるというような対応はさらに困難だろう。その結果が、とりあえず自分も他人も死なないように、どこまでも死を遠ざける努力をしようという落としどころになる。個人も社会も、その先送りに限界がくることを知りながら、先送りをやめることができない。そして、その後時間がたつうちに、死に対する不安はしまい込まれ、死を排除した日々の生だけが表向き実現される。「死を避ける社会」が維持されるだけである。死を避けるための努力から、死を避けないための努力への転換点が見つからないままの日常が続く。

「一人の生命は地球より重い」という誤謬

「一人の生命は地球より重い」、よく使われるフレーズだ。これも理屈で考えれば明らかな間違いだ。地球がなければ人命はそもそも存在できない。地球は人命の前提条件であって、比較対照にすること自体がおかしい。もちろん地球に住めなくなって宇宙へ脱出ということであれば、地球より重いかもしれないが、そうなると今度は、人命は宇宙より重いとか言い出すのではないだろうか。しかし、宇宙から、人はもとより、生物が滅びようとも、宇宙は継続していくだろう。人命とはそういう程度のものでもある。

この言葉が実際に使われたよく知られた事件は、一九七七年、連合赤軍によって引き起こされたものである。ハイジャックされた飛行機の乗客解放と引き換えに、服役、拘留中の仲間を釈放せよという要求に日本政府が応じた際、当時の総理大臣が発した言葉ということになっている。ダッカ事件と呼ばれるものだ。

この取引に応じたこと自体に対する批判も多くあるが、この言葉に対しても、違和感を抱いた人は多かったのではないか。当時の私はまだ高校生であったが、この発言そのもののはっきりした記憶はない。このあと繰り返しこのフレーズが使われる中で、なんだか変だと思うようになったのである。一番の違和感は、このフレーズが繰り返し使われるということにある。

このフレーズが繰り返し使われるという状況は、有無を言わせない一言を印籠として、反論は認めない、という社会的な同調圧力にも似た感じがある。これを言っておけば、誰も反対できないだろうというような、圧力を感じる。圧力による思考の停止は、死を避けることと同様、避けなければいけない。考え続けることこそ重要なのだが、それを止めるような発言に思える。

この取引は実は単純なものだ。テロリストの要求を拒否するより、乗客の命が重要だという単純な比較で、乗客の命を救うために、テロリストの仲間を釈放するという結論を出しただけなのだが、世の中にそんな単純な判断をしたと思われては困るから、「地球より」という大仰な比較を持ち出しただけではないか。実際はそんな単純な比較はできない。少し考えればわかることだが、釈放された仲間がさらに多くの命を奪うかもしれない。事実、今では多くの国が「テロリストとの交渉には応じない」ことが常識となっている。

「地球より重い」というのは、発言した政治家が「交渉に応じテロリストを解放する」という失敗の目くらましにうまく使っただけのことだ。そんな言い訳に使われた言葉は、そもそも安易に使うべきじゃない。なんとなくうまく使われた、という評価が背後にあって、その後も繰り返し使われ続けている。使われ続けているのは、命が重要だからではない。批判をうまくすり抜けられるからである。

そうはいってもこの言葉は今後もテロリストとの交渉以外のところで語り続けられるだろう。私は、その都度それに反対したい。「地球より」はそもそも命のことを問題にした発言ではない。

何をどう間違ったのか

「人の命は地球よりも重い」という誤謬の行きつく先が現代である。命の教育とか、死の教育などということが言われるが、正直勘弁してほしい。まず「命が一番大事」→「死んではいけない」→「死を避ける」という思考そのものを吟味する必要があるし、むしろ人命は地球より軽い、というところから始める必要があるのではないか。

今の世の中は、命が一番大事という教育が間違って、しかし確実に行われた結果である。だから、死について教育に依存するのは得策ではない。そもそも死は教えられるようなものじゃない。学校現場で取り上げるとすれば、教えるというようなかたちをとるべきではない。延々議論し続ける、結論を出さない、そういうやり方をしなければ、今の勘違いを増長させるだけだ。命の教育、死の教育、それは、「考える」ということでしか対処できないものだ。そうでなければ教えられたとたんに思考が停止し、生と死が切り分けられ、生を引き延ばし、死を避けることが重要という誤解を生んでしまう。

もちろん、戦争で死ぬなんて最もばかばかしい。生き延びるのが重要である、戦争で死ぬことが賛美された反動で、とにかく生き続けるのを重視するという戦後社会の大きな変化もあった。教育の効果というより、社会全体の変化の反映といったほうが正しいかもしれない。死んではいけない。生き延びろ。戦争で死んだ人のためにも。命が一番大事であって、国が大事なんてことはない。人命は国よりは重い、そこはきちんと確認しておきたい。国のほうが大事だなんて言い出す人の声が大きくなっている。そのトンデモなさに比べれば、人命は地球よりも重いなんて間違いはとるに足らないかもしれないが、そこは今のところ本書の話題ではない。ただ、死が個人のものだけでなく、周囲をも巻き込んだ問題であるという点には、最後にもう一度戻ってくる必要がある。死ぬというのは、個人だけでは対処しがたい。国の問題ではないにしろ、どうしても社会の問題としてとらえ直す必要がある。

死んだあとの重要性

話題を戻そう。命が一番大事だということが、できるだけ生き延びることが大事だ、となる。そして死んだあとのことはむしろ忘れ去られた。斯く言う私も、家に仏壇はなく、お墓参りもしたことはない。お盆、お彼岸に先祖を供養する習慣もない。そういう中で命が大事という。生きている人たちの命だけで完結する世界ができ上がっている。

生きても死んでも、命は重要なはずだ。父母と離れ核家族で、生活の中に仏壇もなく、墓参りもせずに暮らしている私がそう言っても、何の説得力もないかもしれない。ただ医者として日々死と接することが、お墓参りなどの死者の供養の代わりになっていて、死について考えるほかない状況がある。思い出したり、忘れたりしながら、普通のこととして、日常として死がある。しかし、医者でない多くの人からは、死と接する機会がどんどん少なくなっている。思い出すことも、忘れたりもしない。そもそも関心の外になってしまった。しかし、自分自身の死を振り返ることができない以上、他人の死だけが死について考える手がかりである。しかし、死のその場では、死は悲しい、死んではいけない、死なないようにという気持ちから逃れがたい。そこから抜け出すためには、そのあとも考え続ける必要がある。むしろ、誰かが亡くなったあとまで考え続けることこそ重要である。そして、死んだあとこそ、死について語る必要がある。死は悲しいだけではない。誰かの死を悲しいと思い出すこと自体は、死んだその人にとって、むしろ喜ばしいことだ。

大好きな著名人が死んだというニュースを聞いたときに、そのニュースを聞くまでより、聞いたあとの方が、その人についてより考えるようになったというのはよくあることではないだろうか。私はナンシー関のファンだが、彼女が亡くなってからそのすべての著作を読み直したという経験があある。その時に起きたことは、彼女が生きていたころよりはるかにはっきりと、彼女の生を感じたということである。もちろん喪失感はある。しかしそれに匹敵する何かがある。死を忘れてしまうような何かといってもいい。死を挟んで、死によってよみがえる生がある。それは死ぬことによってしか達成されない何かでもある。

繰り返しておこう。命が重要なのは、死ぬ前も、死んだ後も同様だし、人命といえども、地球ほどは重くない。しかし、死は単に個人のものではなく、社会の問題でもある。

不安の習慣化

死後の問題が忘れ去られることのほかに、もう一つ取り上げるべきことがある。命が大事、死なないことが大事、死を避けることが大事、という中で、死の不安までもがどこかに行ってしまうことである。命が大事、死なないのが一番という間違った教えが目指すのは、誰も死なずに済むことである。誰も死ななければ死に対する不安もない。それは現実的に不可能なことであるにもかかわらず、そうした極端な思考に陥る。

誰も死なないのは、対象を限定し、時間を限定した場合だけである。いずれ全員が死ぬということは動かしがたい。

例えば、殺人事件が起きたときに、そんな事件を起こした人は命が重要ということがわかっていないというのだが、そうではない。命や死についての教育が必要だというのだが、そこで示されるのは、殺人がダメだということであって、死の問題を取り扱っているわけではない。むしろ、誰も死んでいない日々の生活の中で、死んでいないこの全員もいずれ死ぬということが大切だ。誰かが死んだ、命が重要だ、こういう状況で死を考えることは困難だ。普段から死が身近にあったうえで、さあこの事件をどう考えるか、でなければいけないわけだが、死について考えたこともないので、何か事件が起きたとしても、その事件以上のことを考えるのが難しくなっている。

身近に死と接する機会がない日々を送りながら、何かの事件が起きたときに急に考えを深めるというのが現実的ではないことは、日々示されている。事故や災害が起きたときに、テレビで最もよく聞くコメントに、「まさか自分がこういうことに巻き込まれるとは思わなかった」というのがある。これは死についてもそのまま当てはまる。「まさか自分が死にそうになるとは思わなかった」、「まさか自分の家族が死ぬとは思わなかった」、つまり日々死ぬなんてことは頭にないのである。

死に対する不安が習慣化していなければ、死について突然考えろと言っても無理である。日々他人の死に接する自分ですら、死に対する不安が習慣化しているかどうか怪しいものである。

死に対する不安の習慣化はかなり困難ではあるが、習慣化ということと、「忘れる」ということは近いかもしれない。また「準備しない」ということにも重なっている。習慣は、あらかじめ準備しなくて済むようなことでなければ、習慣とは呼べないだろう。

この死に対する不安の習慣化の問題については、また第6章で詳しく取り上げる。

死と差別思想、優生思想

差別思想も、死に対する不安と強く関係している。死に対する不安の一部は、死にゆく過程についての不安である。ボケたらどうしよう、寝たきりになったらどうしようという不安はその一例だ。そこでしばしば発せられるのは、「寝たきりになるくらいなら死んだほうがまし」とか、「ボケるくらいなら死んだほうがいい」という台詞である。ここには寝たきり、ボケに対する差別思想がある。

「死を避けない」の延長にある「死を先送りしない、遠ざけない」という態度は一つ間違うと、価値のない人生を送るくらいなら生まれてこないほうがいいし、早く終わらせたほうがいいとなる。そんな価値のない人生は死んだほうがまし、というふうに。死を遠ざけない努力と差別思想、優生思想は地続きである。「死を避けることは間違っている」というときのもっとも重要な前提がここではっきりする。「死を避けない」が差別思想、優生思想につながらないように、「死んだほうがいいということはない」という前提を必ず置くことである。

もちろん安楽死の問題や尊厳死の問題を考えるときに、この前提は見直す必要がある。ここでは、「死んだほうがまし」という意見を検討しないわけにはいかないからである。しかし、安楽死や尊厳死の問題を考える際も、スタートは「死んだほうがいいということはない」という地点から始める必要がある。そうでなければ安楽死や尊厳死もまた差別思想そのものになってしまう。尊厳死協会の創始者である太田典礼は『安楽死のすすめ』で「劣等遺伝による障害児の出生を防止することも怠ってはならないのである」とか、「障害者も老人もいていいのかどうかは別として、こういう人がいることは事実です。しかし、できるだけ少なくするのが理想ではないでしょうか」と書いており、極端な優生思想の持主であったことが指摘されている。

「死を避けない」ということは、死んだほうがいいということではない。生きるほうがいい。しかし、死を避けるべきではない。ところが世の中は、死を避けて生き続けるという方向に行っているように思われる。しかしそれが無理となると、今度は反対に、安楽死や自殺で「自ら死を選ぶ」という極端に振れやすい。現代の死に対する態度は、死を徹底的に避けるという生き方から、その対極の死んだほうがいいという両極端に振れやすくなっているのが特徴だ。そして、それが人々の不幸の大きな原因になっているのだが、両極端の間にはもう一つの方向性がある。死を避けることができない中で生き続ける、ということだ。

「死を避けることができない中で生き続ける」などというと、何かアクロバティックに感じられるだろうか。生きることは死を避けることだ、これは論理的には正しい。しかし、同時に、生きることは、やがては避けきれない死に近づいていくということだ。「死を避ける」というのは、頭の中でのことでしかない。現実は「死を避けることができない中で生きる」しかない。

この死を避けることができない中で生きるということについて、引き続き、いったんは死という言葉を避けることで考えていく。

死について——まず電車の話で

「移動」することと「待つ」こと

人は、皆「移動」する。空間的にも、時間的にも、である。空間的というのは、歩く、交通機関を利用するということだし、時間的にというのは年を取るということだ。その「移動」に関して、ある仮想世界をまず提示する。歩く以外の移動手段は電車のみという世界である。もちろん歩くだけで、電車に乗らないという人もいる。ただそういう人も年を取るうちにいずれ電車に乗ることになる。また歩けない人も電車で移動できる世の中という面もある。どこへ行くにも電車に乗る。

そして歩き出すのに「待つ」時間は必ずしも必要ないが、電車に乗る前にはいつも「待つ」時間がある。電車の時刻表は外部で決められており、自分の思う時間に来るわけではないからだ。

二つの「待つ」

ただ、「待つ」といっても、その「待つ」は少し込み入っている。多くの人は、何時何分発の○○行きの自分の乗りたい電車があり、その特定の電車に乗るためにそこで待っている。そしてまた電車に乗ってここに戻ってくる。

しかし、その乗りたい電車に乗ったつもりが、行くつもりのないところへ行く電車のことがある。

さらに行くつもりのないところへ行くだけではなく、そこがどこかわからないし、そのどこかから戻ってきた人はいない。

電車を「待つ」時には、常のその二つの電車を「待っている」。一方はその電車に乗るつもりで、もう一方ではその電車に乗るつもりはなく、である。

その「乗るつもり」というのも少し複雑だ。大部分の人は、乗りたい電車、つまり、自分自身がいきたいところへ行って、また戻ってくる方の電車に乗るつもりで待っているが、一部の人はその反対に、戻ってこないどこへ行くかわからない方の電車に乗るつもりで待っている。

それ以外には、とにかく行き先を定めずに、来た電車に乗るという人もいる。ただその人たちも、戻ってこない方の電車に乗るつもりはない人が多い。また、一応行きたいところもあるんだけど、別にそうでない方のどこへ行くかわからない電車の方を待つ気持ちも同時にあるという曖昧な人もいる。

「移動」の増加

この世界では多くの人がとにかく移動する。移動する人は年々増えている。移動しない人は肩身が狭い。

移動する人の中でも、目的を定めて移動する人の割合がどんどん増えている。時の流れとともに、移動しない人や目的を定めずに移動する人はどんどん少なくなっている。

また時刻表の厳守がますます強調される。「お待たせの方にお詫び申し上げます。次の電車は5秒遅れで参ります」というアナウンスが流れたりする。1秒の「待つ」時間ももったいないかのようだ。「待つ」ことができない世の中である。

「どこへ行くかわからない電車」のコントロール

行き先を定めた移動を繰り返すうちに、この世界にもさらに大きな変化が現れる。「どこへ行くかわからない電車」に乗らずに済ませようとする人たちが増えていることだ。電車を待つのは、自分の決めた行先へ行く電車だけで、それ以外の電車は待たずに済ませたいというわけだ。曖昧な状況は排除したい、自分の人生は自分で決めて生きていきたいというのが、さらに大きな流れになっている。

そんな変化を反映して、どの電車がそれなのか、知る手掛かりを徹底的に調べようとする人や、その電車に乗ってしまったことに気が付いたときに、そこから降りる方法を探し出そうとする人が増えている。

さらにそのどこへ行くかわからない電車を自分で手配しようとする人もいる。実際に用意してもらって乗っていく人も出始めているらしい。

その一方で、移動を全くしなかったり、歩くだけだったりで、電車に乗らない人も少ないながらいる。その人たちの一部は、「どうせ最後には乗るんだから、その電車だけを待っていればいいんだよ」と言うのだが、多くの人は、移動しないことについての後ろめたさを抱えている。

今の世界に照らして

「移動」することと「待つ」ことについて、「移動」こそが人間の条件である、という世の中はすでに実現していると思う。しかし、「移動」は人間の条件ではない、というのが私の主張である。また、「待つ」というような受動的な生き方はすべきではないという世の中もすでにある。しかし、「待つ」ことこそ、人間の条件かもしれないと思っているのである。

「電車に乗る」ことの日常性と非日常性

「電車に乗る」のは日常的なことの一つだ。死ぬのも日常の一コマであるのなら、電車に乗ること重ねて死を考えるのも無意味ではない。そんな思いから始めたが、そこで明らかになったのは、当初の意図に反し、時刻通りに乗れるようにコントロールされた電車に乗るのが「日常」で、時刻通りに乗れないのは「非日常」という考えが普通になっている社会である。日常とは、電車が遅れたり、乗るつもりの電車に乗れなかったりすることを含むものだ。しかし、世の中は、時刻表どおりに運行される電車が当たり前で、しっかり計画を立て、乗る電車と目的地を決め、電車に乗るということだけを日常にしたいという方向だ。コントロールできるのが当たり前という日常である。

そんな日常から導かれる死は、電車の時刻表のようにコントロールされる死である。

定刻に電車が来るのが日常で、来ないのが非日常である世の中では、死もまた定刻に来てほしいということになるのだろうか。であるならば、それは非日常の日常化ではないか。死を日常に取り戻すといっても、こうしたねじれを自覚していないと、安楽死こそが日常ということになりかねない。

死をコントロールする社会

死の日常性について論じようとして、日常／非日常という対比で考えるのは危険である。むしろコントロールするかしないかという対比が現実に対応している。

先の仮想世界で明らかになったのは、電車に乗るように死ぬのが日常という社会ではなく、死ぬことを「電車に乗る」ようにコントロールしようとする世界である。もちろんそれなりにうまくコントロールできることもある。しかしそうとは限らない、実際の電車でも、乗り遅れたり、乗れなかったりする。間違った電車に乗ることもある。その中のうまく「電車に乗れた」ものだけを取り上げていけば、死も電車に乗るようにコントロールできるかのように思わせることができるかもしれない。

しかし、それこそ幻想ではないか。死をコントロールしようとする人たちがどんなふうになっているのか。逆にコントロールしない人たちがどうなっているか。もう少し詳しく見てみる必要がある。先に書いた「どうせ最後には乗るんだから、その電車だけを待っていればいいんだよ」という人は意外に多いのではないか、という疑問がある。

ディストピアかユートピアか

多くの人が安楽死で死ぬ世界、それは一つのユートピアかもしれない。先の世界に行けば、人生を電車の時刻表のように計画し、その計画に沿って生き、その終わりも自分で決めたいと思う人が多いかもしれない。自己決定、自分らしさが実現できる世の中だ。しかし、それは一面に過ぎない。

自己決定ができるユートピアは、寝たきりで生きるのは無駄だ、ボケたら死んだほうがいい、早く安楽死せよと圧力をかける、自己決定とは正反対の世の中と紙一重だ。自己といっても社会の一員である。自己の決定か、社会の決定か、そこの境目は曖昧である。

ユートピアとディストピアは似ている。健康長寿を実現し、最後に乗る電車までコントロールできる世界は、ユートピアの見かけをした、ディストピアかもしれない。寝たきりやボケが、健康に気をつけなかった挙句の自己責任とされ、寝たきりにならず、ボケないものだけが大きな顔をして生きている社会、それはユートピアではなくディストピアだ。

ディストピアの完成を阻むために

健康長寿を目指し、死をできる限り遠ざけようとする社会は、どこかで生を否定する社会に反転する。死は避けられないからだ。みんなが健康長寿のユートピアは、どこかで健康長寿以外を否定し、不健康なものは死んだほうがいいという恐ろしい世界へと向かっていく可能性を孕んでいる。

安楽死が大多数を占める社会とはそんな恐ろしい社会かもしれない。そこへ向かって、死をコントロールしようとする社会がすでに作られつつある。このディストピアの完成を阻止するためには、どうしたらよいか、そのヒントは既にこのディストピアに含まれている。死を徹底的にコントロールしようとする世界に向かう途上でも、普通に死んでいく人たちがいる。待ってもいないように見えながら、死をコントロールしようとすることもなく「移動」もせず、「待つ人」たちである。常にその現実に戻る道は開かれている。

とはいうものの、臨床の現場では、着々とこのディストピアが完成しつつある。普通が普通でなくなり、日常が日常でなくなる、そういう危機感がある。さらに私自身が個別の患者に提供しているのは、死を避けるための医療や動けなくなることを避ける支援をするという真逆のことだ。死を「待つ」ことを避け、「移動」し続けることを善とする世の中である。

突破口はどこにあるのか。個別の臨床の現場ではわからないままだ。個々の患者に向き合うところから離れないとどうにもならない。むしろ日々医者として働いている自分自身を討つテロリストにならなければ、何も始まらないかもしれない。

健康長寿ばかりを目指し、死をコントロールしようとする人たちを討つ、このディストピアの完成を阻むテロリストの養成、それが本書の目指すところである。

死について——死を待つものたち

死を待つものたち

電車の話を受けて、現実に戻ろう。ここでは四人の死を待つ人を紹介する。架空の患者であるが、私にとっては現実の一部といっていい。その現実を共有することから始めよう。

「ある患者」――独居老人の暮らし

85歳女性、毎月の外来予約にきちんと通院される。家から徒歩で来られる。10分程度の道のりである。途中には若干の坂もあるが、ゆっくりであれば休まず登ってこられる。夫は7年前に大腸がんで亡くなった。近所との付き合いもあるし、古くからの友人と時々外食したりもする。そういうときにはどうしても体や病気の話になる。市内には娘夫婦がいて、時々訪ねてくれる。寝込んだりしないように、食事や運動に気を付けるよう言われている。隣の市には特別養護老人ホーム入所中の妹がいる。身の回りのことはほとんど自分でできる。食事も冷凍食品や、宅配を使ったりもするが、自分で料理することもある。着替えも入浴も毎日する。洗濯や掃除も自分でする。バスや電車に乗ることは少なくなったが、歩いて買い物にも出かける。薬も時々飲み忘れはあるが、ほとんど決まり通りに飲めている。複雑なゴミ出しも、ほとんど間違えずに分別して出している。

立派な老人である。ここに医者である私の役割はほとんどないように思われる。もっとも健康な85歳の女性の一人といっていい。そもそも彼女の世代の半分の人はすでに死んでしまっている。生きているだけでもう平均以上である。生きている人であっても、一人では外出がままならない人も多い。外出どころかほとんどベッドの上で生活している人もいる。一人暮らしでかつ自立した生活を送れているというのは、自分自身を誇っていい。健康、長生きという点では祝福されるべき人の一人だ。

この人は日々どんな気分で過ごしているのだろう。自分自身の最期について、死に対する不安について、どのように受け止め、考えているのだろう。お金や健康をどう位置付けているのだろう。家族や友人とのつながりはどうなっているのだろう。

この時点でも健康、長生きという点で勝者であるこの老人が、この後どんな人生を送るのか、予想は難しい。ただこのような老人が平均的にどんな人生を歩むかについては、それなりのデータがある。まずそのデータをいくつかご紹介しよう。

平均余命から見た85歳の女性

二〇一六年の85歳の日本人女性の平均余命は、8・39年である（表3−1）。85歳まで生きた人は、その後平均93・39歳まで生きるということである。先のような老人の半分以上が90歳を超えて生きるのだ。こういう人たちを長寿の勝者と呼ばずして、一体誰が勝者なのだろうか。

さらにこの老人は、85歳の時点で介護の必要もなく自立しており、勝者の中でも選りすぐりの勝者ということになる。私が立派と感じるのは何も感覚的に言っているだけではない。このような数字に基づいているのである。

私のような50代の男性からするとどういうことになるか。55歳時点の男性の平均余命が28・02年であるから（表3－1）、平均83・02歳まで生きる。先の老人の年齢、85歳にさえ達しないのである。現在55歳男性にとって85歳の女性は、健康長寿のものさしで測れば憧れを抱くような存在である。

女性でも同じように比べてみよう。55歳女性の平均余命は33・53年、平均88・53歳まで生きるというわけだが、すでに85歳まで生きた人は、平均93・39歳まで生きる。同じ女性で比べても、85歳まで元気に生きた女性は、長寿のエリートなのである。

健康寿命から見た85歳の女性

平均余命だけで比較するのではなく、健康寿命でも検討してみよう。何歳まで介護を必要とせず生きたかという指標である。

年齢	男			女		
	2016年	2015年	前年との差	2016年	2015年	前年との差
0 歳	80.98	80.75	0.23	87.14	86.99	0.15
5	76.20	75.98	0.22	82.37	82.20	0.17
10	71.23	71.02	0.21	77.39	77.23	0.16
15	66.26	66.05	0.21	72.42	72.26	0.16
20	61.34	61.13	0.21	67.46	67.31	0.15
25	56.49	56.28	0.21	62.53	62.37	0.16
30	51.63	51.43	0.20	57.61	57.45	0.16
35	46.78	46.58	0.20	52.69	52.55	0.14
40	41.96	41.77	0.19	47.82	47.67	0.15
45	37.20	37.01	0.19	42.98	42.83	0.15
50	32.54	32.36	0.18	38.21	38.07	0.14
55	28.02	27.85	0.17	33.53	33.38	0.15
60	23.67	23.51	0.16	28.91	28.77	0.14
65	19.55	19.41	0.14	24.38	24.24	0.14
70	15.72	15.59	0.13	19.98	19.85	0.13
75	12.14	12.03	0.11	15.76	15.64	0.12
80	8.92	8.83	0.09	11.82	11.71	0.11
85	6.27	6.22	0.05	8.39	8.30	0.09
90	4.28	4.27	0.01	5.62	5.56	0.06

注：2016年は完全生命表による。　（単位：年）

表3-1　主な年齢の平均余命（出典：平成28年簡易生命表）

二〇一六年時点の女性の健康寿命は74・79歳である（図3―1）。85歳まで介護を必要としていない先の老人は、平均よりも10歳以上健康寿命が長い。単なる長寿というだけでなく、健康の面でもエリートである。

要介護となる危険

平均余命、健康寿命に続いて、介護が必要となる割合を見てみよう。二〇一七年十一月の厚労省の介護給付費など実態調査の概要のデータでは、

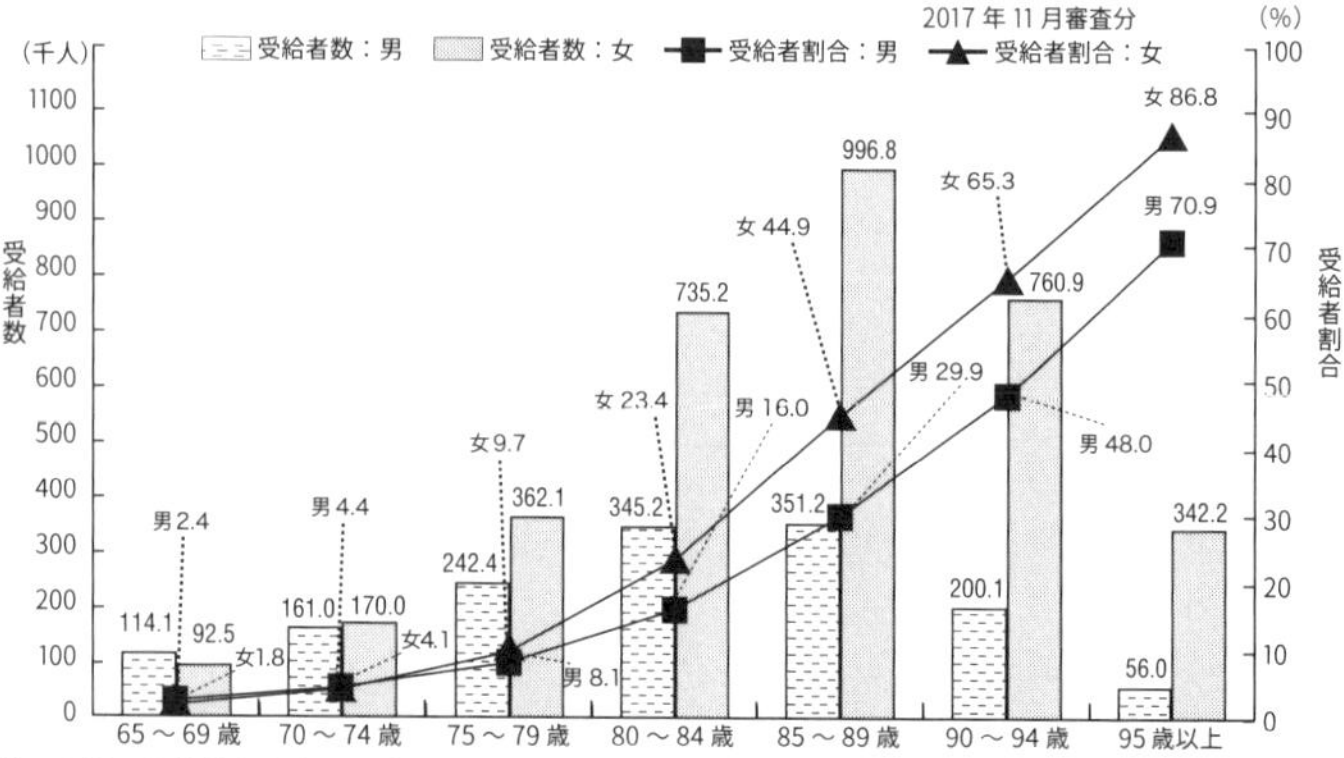

注：各性・年齢階級別人口に占める受給者割合（%）＝性・年齢階級別受給者数／性・年齢階級別人口×100。人口は、総務省統計局「人口推計 平成29年10月1日現在（人口側方を基準とする確定値）」の総人口を使用した。

図3-1　65歳以上における性・年齢階級別にみた介護受給者数及び人口に占める受給者数の割合

85～89歳の女性で44・9%、90～94歳で65・3%、95歳以上では86・8%に上る（図3−1）。85歳まで介護を必要としなかった健康長寿のエリート女性も、90歳を超えると大部分が介護を要するようになる。最も健康な人たちですら、最後には介護が必要となる状態を避けがたいのである。

健康長寿という言葉にはもともと無理がある。不健康は年齢と密接に関係する。密接というより、最大の要因が年齢だといってもいい。年齢とともに不健康になっていくのは避けがたい。理屈で考えても健康長寿にはかなり無理がある。長寿を目指す以上、介護が必要になる不健康寿命も並行して伸びてしまうことが、データで示されている。二〇〇一年の平均寿命と健康寿命の差は、男性で8・67歳、女性で12・28歳であるが、

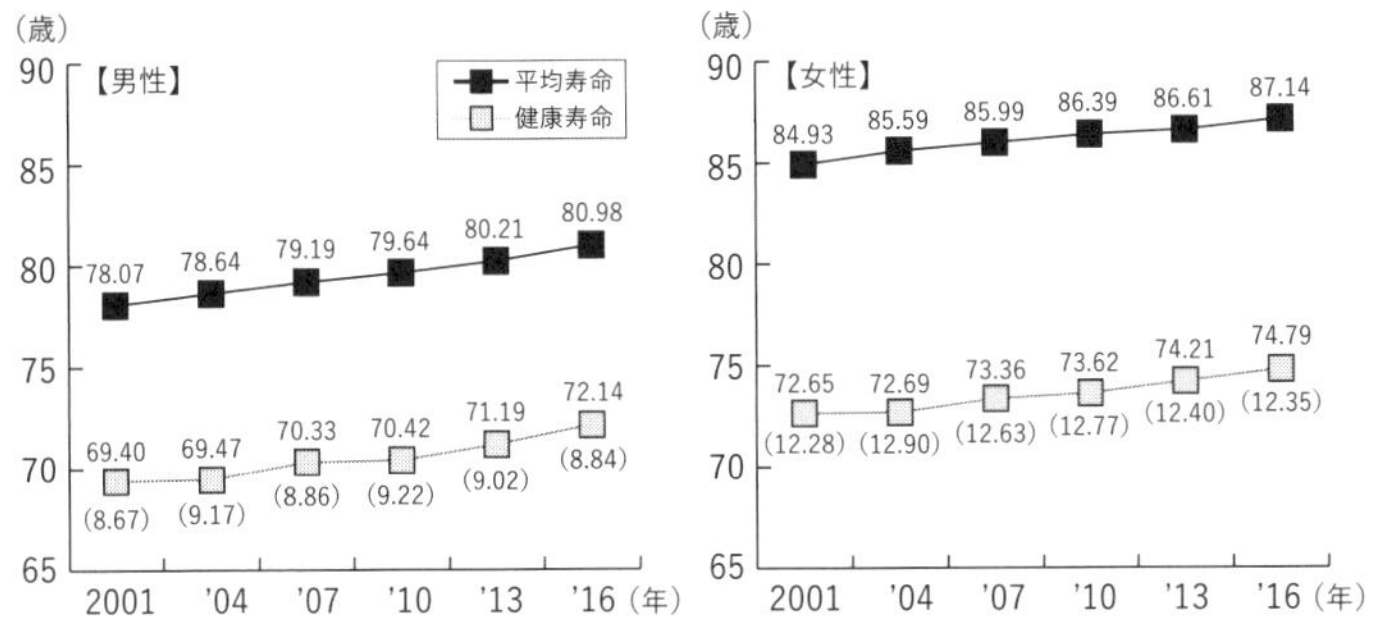

注：（　）内の数値は、平均寿命と健康寿命の差。
資料：2016年平均寿命は厚生労働省「平成28年簡易生命表」。

図3-2　平均寿命と健康寿命の推移

二〇一六年ではそれぞれ8・84歳、12・35歳とむしろ拡大傾向で、少なくとも縮まってはいないのである（図3－2）。

85歳の女性の平均的な行く末

これは何か直感に反する結果であろうか。平均寿命に達してなお元気な老人は、さらなる健康長寿を目指して、日々気を付けていれば、その後もずっと元気で、介護が必要にはならない人が多く、高齢になるほど健康に配慮し、元気なままでいる人が平均的ではないか、というのが一般的な予想ないし期待かもしれない。しかし、どうやらそうでもないらしいということが、今の時点でもわかる。90歳を過ぎた高齢女性の行く末は90～94歳で65・3％、95歳以上では86・8％で介護が必要となる。一方、それぞれ34・7％、13・2％は介護が不要な人たちだが、少数派である。

もちろん、ここでは健康に配慮している人としていない人を比較しているわけではないので、健康に気を付けているからどう、そうでないからどうと言うわけにはいかない。あくまで平均的な高齢者がどうなるかが示されているに過ぎない。個々の人においては90歳、95歳を過ぎても全く介護を必要としない人もいる。しかし、その元気な高齢者も、その先の死亡率は例外なく１００％であることはここでもう一度繰り返しておこう。

この現状を踏まえたうえで、先の患者について改めて考えてみたい。

この健康長寿の勝者である患者（ほんとのところ私は患者と思っていないのだが）が毎月外来に現れ、とにかく健康に対する不安を次から次へと話されるのである。まるで自分が健康に関する敗者であるかのように。

今朝の血圧が１６０*だったが大丈夫だろうか。そろそろ血糖の検査はしなくていいだろうか。以前よりゆっくりしか坂が登れなくなっているがどこか悪いのだろうか。途中でちょっとふらついたのだが心配ないだろうか。頭の中で何か起きているのではないだろうか。ＭＲＩ（磁気共鳴画像）の検査はしなくてもいいだろうか。左の下腹がなんとなく気になるが、検査しなくていいだろうか。何か尿の泡立ちがいつもに比べてひどいようだが大丈夫だろうか。物忘れが多くなっているが認知症の始まりではないだろうか。なんだか食欲がないような気がするのだがいい薬はないだろうか。

さらに話は続く。

テレビで○○を飲めば、筋肉の衰えを防ぐと言っていたが、飲んだほうがいいだろうか。塩分は、糖分は、どうすればいいだろうか。がんにならないためにはどんな食事に気を付けたらいいだろうか。ボケないためにはどうすればいいだろうか。寝たきりにならないためには、どんな運動がいいだろうか。

死なないためには、というところまで行く患者は多くはないが、健康な長寿を求めるあまり、実際にはそういう流れに乗ってしまう人もいる。しかしその反対に、健康を失い、認知症になったり、寝たきりになるのを想像すると、そうなるくらいなら死なないのこそ困る、早く死んだほうがいい、と真逆の極端に振れる場合もよくある。

医者である私の立場から

自然と良くなってしまうかぜのような病気ばかりを診て、どうやっても死んでしまうような人たちの診療を仕事にしている私自身が、こうした患者をどのように受け止めているか、まず書いてお

＊　血圧の単位はミリメートル水銀柱（mmHg）だが、普段の診療でも省略することが多いため、本文中でも省略する。

きたい。

私自身は医者でありながら、こういう訴えに対して、すべて一つの答えで済ませたいという衝動に駆られる。

「今お話しいただいたことは、すべてあなたにとって重要なことではありません。全部どうでもいいことです」と。

現実の患者さんが重要だと思っていることに対し、私は重要ではない、どうでもいいとさえ考えている。こう言うと、重要なことは、医者が重要と考えていることではなく、患者自身が重要と考えていることではないかという批判を避けられない。

実際の診察の中で先のようなことを口走ろうものなら、患者は「私のことを蔑ろにしている。ちゃんと私の困りごとに付き合ってくれない」、そういうことになる。しかしこちらとしては、患者自身にとっても、私が患者のことを蔑ろにしたほうがいいという気分もある。ただそれでは医者としての仕事を放棄していると言われても仕方がない。さらには、患者との関係が悪くなりかえってやっかいなことになる。

そこで現実の診療ではその一つひとつの問題にいちいち付き合うほかないと覚悟を決める。その反面、自分が患者に悪く思われたくないだけではないかと疑いながら、とりあえず、患者のためでもあると言い訳して、「いろいろ心配があるんですね。相談に乗りますよ」などと言いながら診療しているのである。

不安に対応する先の結末

患者の個別の心配、不安の相談に乗り、それぞれに対応していくと、「まずはそんなに気にしなくても」と一度はかわせても、結局は「毎日血圧を測ってみてください」「安心のために検査をしておきましょう」「糖分はこんなふうに少し減らしましょう」「こんな運動をしてみてはどうですか。」「一つ薬を出しておきますから」そうなっていくことが多い。

毎月、そんなことを繰り返していても、進行がんが見つかることもある。脳卒中や肺炎になることもある。そして当然のことながら、どこかで通院が困難となり、どこかで亡くなることになる。結末はすでにわかっている。もちろん医療によって対応したことで、その時期が先送りできた可能性はある。しかし、多少先送りできただけかもしれないという解釈もある。

血圧や血糖を測らない人やがん検診を受けない人、血圧や血糖が高くても薬を飲まない、がんになっても治療はしないという人もいる。血圧や血糖、がんの再発を気にして不安な日々を送るくらいなら、88歳で寝たきりになるのも、90歳で寝たきりになるのも、似たようなもの、90歳で死のうが、92歳で死のうが、大きな違いはないし、2年寝たきりが早まり、2年早死にするとしても、血圧や血糖を気にせず、がんの心配も忘れて日々を送ったほうが、通院の負担もなく、医療費もかからず、幸せではないかと考える人たちだ。医療の効果は先送りに過ぎないし、大きな負担もあるということが広く伝われば、こうした人は案外多いのではないか。

ただ医療の効果が先送りに過ぎないことが明らかになったとしても、少しでも先送りできるなら、やれることは何でもやりたいという人も多い。もう2年生きられたら孫も成人するので何とかそこまではとか、来年のオリンピックまではと、具体的な理由をはっきり言う人もいる。通院や医療費の負担、面倒な食事や運動療法をしてでも長生きが重要というわけだ。

先の患者は後者の代表だ。85歳であっても、毎日血圧を測り、時々は血糖を測り、食事に気を付け、頑張って運動もし、きちんと薬を飲もうという人である。そうした人には当面はっきりした対策がとれる。現代の医療には、この先送りの効果が確かめられている多くのものがあるからだ。医者もそこに逃げ込む。とにかく先送りできる間は、患者もそれを望むし、希望に沿ってできる限りの医療を提供すればよい。それで少しは不安が軽減される面もある。しかし、いずれその先送りには限界がくる。その先の死に対しては、根本的な解決方法はなく、治す、助けるとは別のアプローチが必要になる。

いずれにしても、患者の不安に向き合うということで、患者との関係もそれなりに維持でき、患者自身もそれほど悪くなることもなく、私自身の心配は多少軽減する。それに対し、患者自身の不安はどうか。血圧や血糖を測って正常なら安心する。ただ高ければ不安は増大する。食事や運動は、やっていればそれなりに安心ということかもしれないが、食事に気を付け、運動をしないと不安だということとの裏返しなだけかもしれない。そう考えると、心配、不安に対応するといいつつ、結果として不安を大きくしている場合もしばしばある。

言い訳のための不安対応

健康上の問題が起きたときに、医者としては個々の不安に対してできるだけの対応をしておいたほうが、精一杯の医療を提供したと一応の弁解はできる。何もしなければ、あのときもう少し食事に気を付けていれば、検査をしていれば、薬を飲んでおけばという後悔をお互いに生むことになる。そういう後悔をしないがために、何かに気を付け、何か検査をし、何か治療をし、ということが避けがたくなる。とりあえず健康に向かっていく。長生きに向かっていく。最善を尽くしても病気になったのだから仕方がない。少なくとも言い訳ができるようにしておかなければいけない。言い方を変えれば、言い訳ができるようにしているだけである。医者としての自分の安全を守るためにやっているだけ、本当に言いたいのは「そろそろ健康にキリをつけて、死ぬことを考えたほうがいいのではないですか」ということだったりする。しかしそれを言うのはむつかしい。無力感の中で、日々の仕事が進んでいく。冒頭に書いた無力感である。

これだけいろいろやっての結果だから後悔はないという場合はある。でもそれは医者の言い訳として、ということが多いのではないか。患者がどう感じているかというと、ずいぶん怪しい。実際にはむしろ反対で、こんなに気を付けたのに、脳卒中になってしまった、寝たきりになってしまった。死んでしまったと、どこまでも後悔を残す。どこまで頑張っても最善を尽くしたとは思えない部分がある。もっといい方法があったのではないか、と。

先のような患者に向き合ったときの医者としての自分がどうなっているか、もう一度整理しておく。患者との関係が悪くなるのを避けるために、患者を不快にさせないために、患者が健康ではないということを受け入れるほかない立場に自分を追い込んで、医者である私からみれば健康な患者を、本人の考えに沿って、健康でないとして、その健康でないと考える故の不安に対応し、自分は最善を尽くしたと言い訳する。患者は最善とは思えないと後悔する。訳のわからない矛盾に陥っている、ということだ。

蔑ろにすること

患者の不安に対応したところで患者の不安が少なくなるわけではないので、不安に対応しないというのは一つの解決かもしれない。患者の心配に対応せず、蔑ろにするという方法である。

しかし、これには決定的な阻害因子がある。患者を蔑ろにするのは良くない、という強固な世の中ができ上がっているということだ。どこへ行っても、血圧が心配ですよね、コレステロールも心配ですよね、薬を飲みましょうといわれる。それに抗って、私一人が血圧なんか重要ではありません、コレステロールを気にする必要はありませんと言ってみたところで、この医者は私のことを蔑ろにしていると思われるだけだ。

ただ解決の方法はある。世の中全体が高齢者の血圧やコレステロールなど重要ではないというようになり、すべての医者が、こうした高齢者の不安を蔑ろにして、取り合わないようになることだ。

「今お話しいただいたことは、すべてあなたにとって重要なことではありません。全部どうでもいいことです。」

私だけがこのように言ってもうまくいかないが、世の中の大部分でこのような意見が優勢となり、多くの医者がこのように答えれば、状況が変わる可能性はある。とはいえ、世の中全体が変わっていくことで、個々の医師が変わり、患者も変わっていくという、気の長い話ではある。今の不安な患者に対する解決策ではない。現時点では、個別の不安を蔑ろにすることはできない。しかし、ただその不安に寄り添うだけでは解決できない。

蔑ろにしないで、患者の意向に沿うだけでもなく、現状をできるだけ客観的に伝えるという方法はどうか。

たとえば以下のような説明はどうだろうか。

「今のあなたは同年代の女性に比べてかなり健康です。死んでしまった人も多いですし、生きていても半分の人は介護が必要になっています。多少血圧や、血糖が高いということはありますが、現在治療が必要な病気があるわけでもありません。今健康であるということをもっと前向きにとらえてみてはどうですか。今の健康に関して言えば、何も不安に思うことはないのではないですか。」

患者の健康不安に対応するといっても、今は健康であるので、基本的には将来の不安が問題である。そこで今の健康に焦点を当ててみるという作戦だ。しかしおそらくこれではうまくいかない。実際私自身の外来でこうしたことを言ってみても、それで不安がなくなるなんてことはほとんどない。理屈はわかるけど、問題はそこではなく、今より明日が不安なんです、みたいな雰囲気になることが多い。

これで不安がなくなるような人はそもそも医者になんか相談していない。あえて医者に相談に来るような人にこうした説明は無力で、この医者は私の不安についてわかってくれない、と思われるのが関の山だったりする。問題は今の不安ではなく、明日の不安である。

そこで、さらに説明を付け加えてみる。

「今の健康状態も良いうえに、この先のことで言っても、平均的にも8年以上の余命があります。

介護の必要もなく元気なあなたには、10年以上の余命があるかもしれません。」

それでもそううまくはいかないのだが、やり取りの方向性は変わったりする。明日の不安と言っても、死の恐怖、不安というのとも少し違う面がある。

多くの患者の実際の反応は、「そんなに生きるとも思っていないんだけど」とか、「そんなに生きては困っちゃう」というものだ。死を遠ざけたいという感じは少ない。むしろ早まっても構わないというものが多い。ここには何かねじれがある。今が健康でも、明日の不安が問題であった。しかし、今後の不安といっても、それは長さの問題ではないということだ。そうなると質が問題ということになる。死なないでいるつもりはないけれど、死ぬまでは元気でいたい、ということのようだ。

ピンピンコロリ

高齢者にとって、今後の時間の長さでなく、その質が問題というのは、目指すはピンピンコロリというとわかりやすいかもしれない。先の老人は、ピンピンコロリで逝くために、医療機関を受診し、いろいろ検査をしたり、治療をしたりしているのであろうか。

少なくとも死ぬ寸前まで介護も受けず、寝たきりにもならず亡くなる状況は、ピンピンコロリということになる。実際ピンピンコロリで死ぬ人というのはどれくらいいるだろうか。

直前まで元気で、突然亡くなる人の割合は、若い人に多く、高齢者では少ないのが現実である。意外に思われるかもしれないが、状況としてはピンピンコロリである突然死は高齢者にはむしろ少なく、高齢になるほど突然亡くなる割合は低くなる。高齢になればなるほど、徐々に老化が進み、寝たきりを経て亡くなる割合が高くなるのである。

もとより自殺を除けば、ピンピンコロリは自ら選べる最期ではない。自殺以外、ピンピンコロリで死ぬための明確な方法というのはない。自殺がだめであれば、運に任せるしかない。運に任せてもその可能性は高齢になるほど低いときている。そうなるとやはり安楽死を問題にする必要がある。日々の診療でも、すっと死ねるような薬をくれないかなどと冗談めかして言う人はいる。しかし、私自身が日々接する患者の多くは、安楽死を望んでいるわけでもないように思われる。寿命がある間は元気に生きたい。そのうえでコロリと逝ければ、という最も可能性が低い生き方を目指す欲張りな人たちの様な気がする。可能性が低いものにかけるときには、うまくいかなくて当然という覚悟か諦念が必要だが、そういう覚悟はない人が多いように思われる。

ピンピンコロリは確率的にまれであるだけでなく、年齢にかかわらずピンピンコロリを達成できそうな状況の寸前で阻まれることも多い。この多くは残される家族の問題ではある。急激に意識を失うなどして、このままいけばピンピンコロリというところで家族が登場し、救急車を呼んで病院

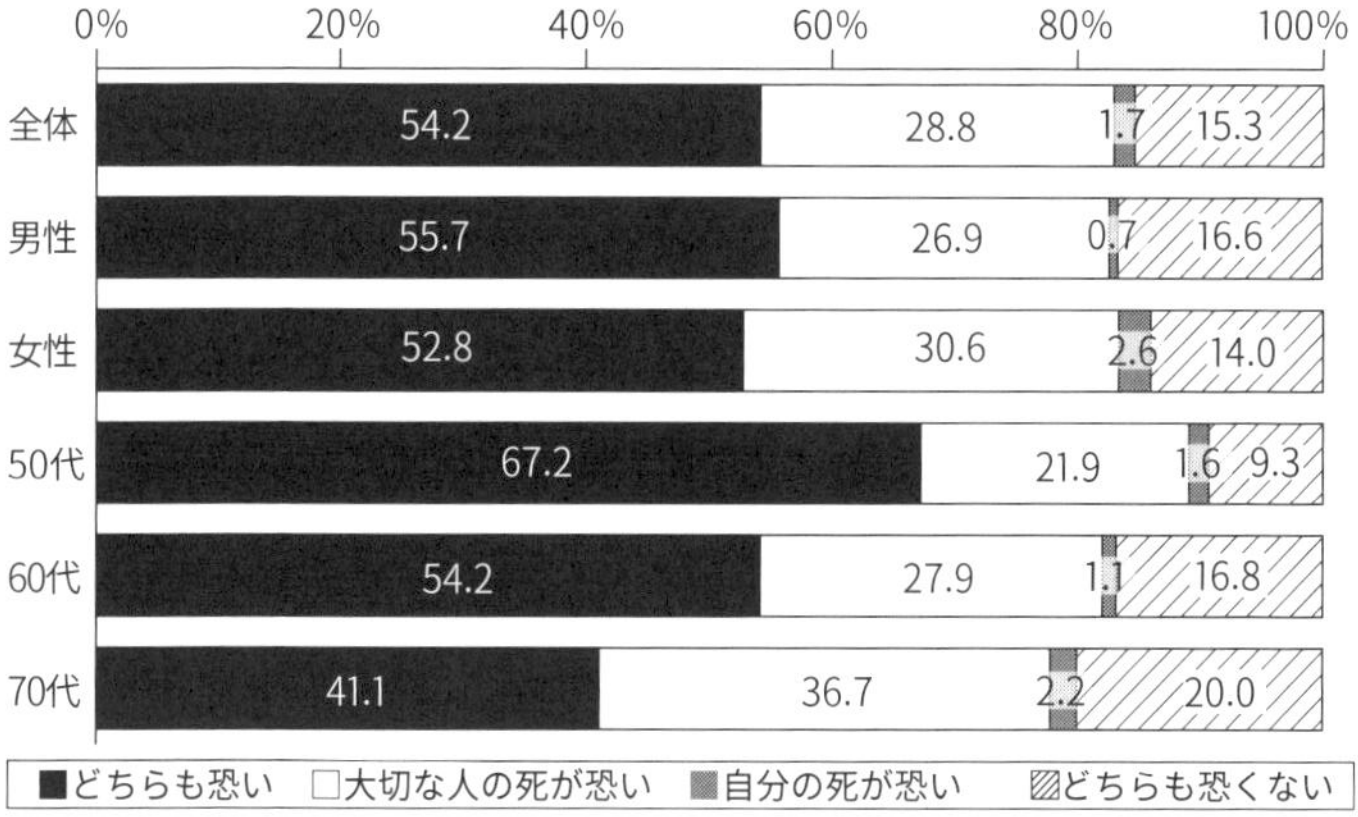

図 3-3 **自分の死と大切な人の死と、どちらが怖いか**（出典：小谷みどり．自分の死と大切な人の死の恐れの比較検討．Life Design Report 2014:45-54.）

に運んでしまい、助かってしまう状況である。

多くの家族は、昨日までは元気だったのに、という。徐々にぼけて寝たきりも問題だが、急に逝ってしまうのも、家族にとってはまた困るのである。本人はピンピンコロリで逝きたいと言っても、家族はまだ死なれちゃ困るという場合が多い。

これは50歳から79歳の日本人での調査でも示されている（図3−3）。自分の死と大切な人の死のどちらが怖いかという質問に対する回答は、どちらも怖いが54・2%、大切な人の死が怖いが28・8%に対し、自分の死が怖いと答えたのは1・7%に過ぎないことが報告されている(1)。

これは自分の死は経験できないが、他人の死は経験できるということに関係しているかもしれない。自分の死と他人の死はどう違うのか。この調査によれば、死を恐れる背景には、自分の死、大切な人の死とも、「病気が悪化するにつれ、痛みや苦しみがあるのではないか」が1位であるが、2位は前者で「家族や親友と別れなければならないこと」であるのに対し、後者では「自分や家族が精神的に立ち直れるかということ」が2位になっている。自分が死ぬときは、死んでしまったあとの心配は少ないが、大切な人が死んだあとの自分や家族の精神的な問題が心配ということのようだ。

「ある患者」に起きていること

先の患者に何が起こっているか、ここで改めてまとめておこう。

健康長寿のエリートで、今は健康であるが明日の健康が不安である。その不安は、長さの問題というより日々の生活の質にかかわるものである。この先病気になったらどうしよう。死んでしまえばいいのだけれど、寝たきりになったら困る。認知症になったら困る。そうならないためにできる限りのことをしたいが、なかなかできる限りやったという境地には至れず、どこまでも十分できていないという気持ちになりがちである。手を尽くすことによる満足は得られにくい。

さらに最期の迎え方として、理想としてはピンピンコロリを望んでいるのだが、残された家族が受け入れられず、自殺や安楽死という手段をとることもできない。自殺や安楽死以外でピンピンコロリを達成できる確率が低いにもかかわらず、ピンピンコロリで死にたいという希望を捨てきれずにいる。

これは不幸なことだ。せっかくの今日の健康が、その健康ゆえに明日の不安を増大させている。寝たきりや認知症にならないままで逝きたいという気持ちがある。その延長上で、かなえられない可能性が高いにもかかわらず、ピンピンコロリを目指してしまう。死を遠ざけたい気持ちは希薄で、死ぬまでの生活に対する不安が、残された時間が長いために増大してしまう面があり、長寿を望んでいるわけではない場合も多い。むしろ寿命は縮まってもいいと考える人が多い。ここでの問題は、死の恐怖、不安というより、そこへ至るまでの生活上の不安が大きいともいえる。

残された時間が長いからこそ

なぜこういうことが起きるのだろう。それもかなり多くの健康な高齢者においてである。しかし、それはすでに明らかなように思われる。ここで最も大きなことは、残された時間が長いということではないか。残された時間が長いために、その長い時間をどう過ごすかが重要になってくるのだ。85歳の人であっても、残された時間は平均8年以上ある。この長さこそが最大の不安材料になる。この先8年も元気なまま暮らせるだろうかということだ。それは単に経済的な問題や健康の問題にとどまらない。もっと根源的な不安である。

電車の喩えで考えると

前章の喩えで言えば、戻ってくることのない電車を待ちながら、その電車が来るまでの時間の過ごし方が問題という状況である。乗る電車を自身で選べない世界で、なかなか来ない電車を待つ間というのは、イライラしやすい。ましてやその電車がいつ来るかわからず、乗ったら決して戻ってこないというようなものであれば、イライラだけではなく、恐怖や、不安となって襲ってくる。だから電車が来ないでくれというより、むしろいっそのこと早く来てほしいという気持ちにもなる。

この患者は、前章の電車の時代に生きていれば、電車を遅らせるための努力を一所懸命して、医療の助けを借りて、寝たきりになる前に、どこへ行くかわからない電車を自分で手配して、という結末かもしれない。

この患者の不安な状態は、長生きしたうえにも、さらに長い時間のあることが予想されることの帰結である。死ぬまでの時間を持て余してしまう。持て余した時間の中で医療機関を受診することもある。そうすると、ついそこで健康についての不安を話したりすると、検査しましょうとか、薬を飲みましょうということになる。しかし、それで不安が軽減するわけではない。この説明は何か逆説的に感じるだろうか。最も健康に気をつけ、検査を受け、薬を飲み、サプリも飲んで、食事に気を付け、運動もしている人たちはどんな気持ちでいるのだろう。長く健康に気をつけることはしんどいのではないか。長さゆえに将来の不安が増す、これは自然な結果ではないだろうか。

逆に残された時間が短いと感じている人は、今後の生活に対する不安は少なくなる。しかし今度は、死そのものの恐怖、不安が襲ってくる。生活に対する不安は残された時間が長いほど大きく、死に対する不安は、残された時間が長いからといって小さくならない。

残された時間が長すぎるための不安は、早くお迎えが来てほしいという気持ちにつながる。それにはどうしても後ろめたさが伴う。できる限り長生きしなくてはいけない。自ら寿命を縮めることをしてはいけない。そういう気持ちがくすぶる。安楽死や自殺の問題にもつながる。

定期的にきちんと通院する人にはこの後ろめたさが強い傾向があるかもしれない。病気で寝たきりになって周りに迷惑をかけてはいけないという別の後ろめたさもあるだろう。健康でいないと、寿命を全うしないといけない、そういう暗黙の圧力がある。この圧力は、明日の不安の別の原因の一つだ。

逆にこの後ろめたさを振り切って、健康も長生きも知ったことではないと、検査や治療のための医療機関の受診を拒否し、そんなに頑張って生きなくてよいとなると、それは問題解決の道の一つになるかもしれない。ただ、それが安楽死ばかりになると前章のディストピアだ。

「もう一人の患者」――がんの末期

それではここでもう一人の患者を紹介する。最初の患者とは対照的な患者である。

80歳の男性、胃がんの末期である。1年前に手術を受けたが、半年後には再発が明らかになった。抗がん剤の治療を行ったが、がんの進行は止められず、抗がん剤の治療は終了し、自宅へ戻ってきた。手術前から体重は10kg以上減った。今後治療の予定はないが、何かいい治療法があれば、もう一度挑戦したい気持ちはある。反面、入院や薬の副作用で苦しむのは避けたい。主治医にはあと半年はむつかしいと言われている。食事は好きなものを少しずつ食べている。夜はすぐには寝付けないときがあるが、昼間も寝たりしているのでそれほど苦にはならない。痛みは薬で治まっている。妻と二人暮らしだが、トイレ、風呂、着替えなど身の回りのことは何とか自分でできる。足のむくみが徐々にひどくなってきたが、あまり気にしないようにしている。一人息子が車で1時間程度のところに住んでおり、高校生、大学生の孫がいる。

80歳とはいえ、1年前には全く不自由なく生活していた人なので、相当なショックがあっただろう。残り時間が短いことも十分理解している。でも、そんな厳しい状況にもかかわらず、妻と一緒に自宅での生活を続け、外来にも通院している。

ここでもやはり医者の役割はあまりないように思われる。吐き気や痛みが出てくれば、少しはお役に立てるかもしれない。

胃がんの末期ということでなければ、80歳の男性では平均8・92年の余命がある。しかし、この患者はステージ4の末期がんであり、6カ月生きるのはむつかしい。胃がん患者全体の検討でも、ステージ4の胃がんの5年生存率は8・5％という報告があるが、[2] この患者が80歳であることからすると、5年生存率はさらに低いことが予想される。同年齢の男性よりはるかに残された時間が短いことははっきりしている。

この先は、徐々に食事がとれなくなり、外出が困難になり、短い場合には数週間、長くても数カ月から1年の間には亡くなることが予想される。

患者は次のように自分のことを話す。

がんの末期とはいえ、意外に元気である。ほとんどのことは自分でできるし、箱根くらいまでなら息子の運転で旅行にでも行こうと思っている。

家族はもっとしっかり食べないと弱ってしまうと言うが、無理に食べても元気が出るわけじゃないので、そんなふうに言われても困ってしまう。痛みや苦しいところがあれば何とかしてほしいが、今のところは大丈夫。今の調子が続けばいい。この後、どうなるかわからないが、できる限り自宅での生活を続けたい。

これがいいとか、あれを飲むといいとか、いろいろ家族や友人が勧めてくれるが、正直気が重い。

これまで好きに生きてきたし、それほど悔いはない。残された時間は少ないかもしれないが、これまで通り好きに生きていければと思っている。

もはや私からお話しすることはほとんどない。

「何かあれば遠慮なくご相談ください」そう促すが、

「今のところ大丈夫です」との答えだ。

「これまで通りの痛み止めを出しておきます。次は2週間後でいいですか。」

これで十分かもしれない。この先悪化が予想されるが、それについてもある程度受け入れているように思われる。

「最期まで自宅で生活ができるようお手伝いしますのでよろしくお願いします。」

「最期まで」という言葉を使っていいものかどうか悩ましいところもあったが、本人の表情に特に変化は見られない。

死の恐怖、不安

この末期がんの患者にも、死に対する恐怖や不安はあるに違いない。時々眠れないこともある。しかし、それで何か困っているということはないようだ。この状況でこそ医療の役割がありそうだが、現実にはあまりない。

今までの生活がそれなりに維持できていることが大きいのだろう。とても健康とは言えないにもかかわらず、今の状態をまずまずと受け止める。さらに死が間近に迫っており、大きな不安があるに違いないが、むしろ不安はそれほどではないかのようだ。この病気の状況と本人の安定感のギャップは何か。

今後の残された時間は、週単位、月単位と、ずいぶん短いと予想されるが、その短さがむしろ今の患者の医者から見た安定した状態の助けになっている可能性がある。今後出てくる苦しみや不安もそう長くは続かないだろうという予想が安定をもたらしているのかもしれない。

これからの時間が短いことに対し、それを何とか伸ばそうという気持ちがないわけではないだろう。もう一度治療という考えが浮かぶこともある。しかし、そこにこだわらず、今の生活を維持することを目標にしているように思える。

今後のがんの進行に伴って、苦しみや不安が増大する確率はそれなりに大きい。それについてはどうなのだろう。死が間近になり、その苦しみから逃れるために、早く逝かせてくれという状況もある。ここにも安楽死が顔を出す。

苦しみが続き、安楽死が頭をよぎるような状態でも、同様にそう長くない将来には終わりになる（つまりもうすぐ死ぬということではあるが）ことがわかっており、その残された期間が数日や数時間ということであれば、そのこと自体で不安が軽減される面がある。苦しくても短期間なら何とかなりそうだと考えることもできる。またそこは医療に頼ろうと思っているかもしれない。訪問診療もあれば、介護のサービスもホスピスもある。不安の軽減という点では、終末期の治療や支援は役立つ場合が多く、医者としても、痛みなどの症状の改善に関しては、お役に立てると言いやすい。

二人の患者の対比において

ここでは健康な女性とこの末期がんの男性を対比させながら、死に向かっていく状況をさらに詳しく検討してみる。

この二人の患者はあくまで一つの例で、高齢者全体を反映しているわけではない。単に私が日々診療の中で印象に残る対照的な患者を、モデル化して示したに過ぎない。これ以外にも多くの患者パターンがある。パターンと言ってはいけないかもしれない。様々な患者がいる。一人ひとりの患者がいるだけである。しかし、死について考える材料として、様々な患者の中から、この二人の患者をあえて取り上げた。今しばらく、この二人の患者を比較しながら、死の問題を考える。

現在の健康状態、残された時間の長さ、今の気分、今後の不安、死の恐怖という4点で、二人の患者を比較してみた（表3－2）。一人目の患者は、現在健康状態はよく、残された時間は年単位で

	病気なし	がん末期
現在の健康状態	良い	悪い
残された時間	長い（年単位）	短い（月単位）
今の気分	不安で不安定	不安だが安定
今後の不安	大きい	小さい
死の恐怖	小さい	大きい

表 3-2　**二人の患者の比較**

あることが多いが、今の気分は不安で不安定、今後の不安も大きいが、死の恐怖は大きくない、ということになる。それに対し二人目の患者は、現在の健康状態は悪く、残された時間は月単位と短いが、不安な気分を持ちながらも安定しており、今後の不安もそれほど大きくないが、死の恐怖は大きい、となっている。

もちろん現実には病気がなく、残された時間が長く、今の不安も、今後の不安も小さいという人もいるし、病気があり、残された時間が短く、今も不安定、今後も不安という人もいる。しかし、この二つはどちらもわかりやすい状況である。恐らく多数の人がそうだろうと予想される。本章で検討している二人を例に検討している背景には、予想に反した状態ということがもともとある。この予想に反した状態から、死について深く考えるヒントがないかと思っているのである。

端的に言えば、最初の患者がどうすれば、よい健康状態で、残された時間が長い中で幸せに生活できるかということであるし、ここで登場しなかった、健康状態が悪く残された時間が短く、不安な患者が、どうしたらここで登場した二人目の患者のように安定した生活を送れるかを考えるということである。

何が不安の解消と関係しているか

今の健康状態が悪くて、残りの時間が短くても、健康状態が良くて、残り時間が長い人より幸福そうに見える人がいる。そこが私自身の診療からの手がかりであった。

ここでの仮説は、高齢者にとって残された時間の長さは、幸せに関係ない、長いからといって幸せになるわけではない、ということである。さらに言えば、長いことが不安になり、短いことが不安の軽減につながる。残された時間が長いほど不幸になる、短いほうが幸せであるという関係のほうが事実なのかもしれない。

さらに高齢者の不安は、現在の健康状態が良ければ小さいとか、将来の不安も少ないという単純なものではないということである。

また死の恐怖は、今の状態や、死ぬまでの不安に比べれば、あまり大きな問題にはなりにくく、現在の生活の安定には大きく影響しないのかもしれない。

長さか、質か、再び

もう少し問題を整理しよう。「細く長くより、太く短く」とよく言われる。長くて、日々がつらい人生より、短くても毎日が充実した人生をというわけだ。しかし、現実はどうか。〈はじめに〉で千代の富士を例に取り上げたが、61歳で亡くなった千代の富士でさえ短いと言われる、長さを重視する世の中がある。そこでは、「細いか、太いか」は別としても、「長く」という方向で圧倒的に進歩してきた。しかし、これが高齢者にとっての不幸の一つであることはもはや疑いのない事実である。高齢者に関しては、もう「太くても細くても、とにかく短く」でいいのではないだろうかというのが、この二人の患者の対比から思う、私の正直な気持ちである。もちろん「長く」を否定するわけではない。長く、かつ日々が充実していれば言うことない。しかし、高齢者ではそれが困難な場合が多い。案外「短く」でもいいじゃないか、場合によっては短いほうがいいかもしれないということだ。

一人目の患者は、残された時間が健康を害した同世代の人たちより「長く」なってしまっている。その長い時間を利用して、同年代で最も健康で充実した質の高い、長期にわたる毎日が送れるにもかかわらず、残された時間が長いために、かえって今に満足できなくなっている。もっと充実した「太い」質の高い生活をと、考える暇ができてしまう。その時間を狙って、世の中はいろいろな医療、さらには健康食品やグッズを売り込んでくる。売り込まれるとついそれが欲しくなる。それを利用しないのが不安になる。欲望にキリをつけるのは難しいのだ。

二人目の患者は、末期がんで思うように活動することは困難だ。日々の生活を好きなことができる充実した「太い」毎日にするのはむつかしいかもしれない。ただ少なくとも「短く」ていいというところでいろいろな問題が解決している。「太い」ということに関しても、少しでも、とか、あるいは今の太さのままなら、さらには、細まり方がなるべくゆっくりなら、というようなことで満足が得られることもある。下り方を苦痛なく過ごす対応を前向きにとらえることができれば、安定が得られるのかもしれない。

残された時間が短い中で充実した生活となると、末期がんで健康を大きく損なった状態では困難だが、それなりに満足できる生活を送るためには、細いのも案外いいよね、というような大胆な発想の転換が必要かもしれない。少なくとも太いほうがいい、という単純な考えでは行き詰まる。ここはさらなる検討が必要である。質を考えることは、長さを比べるほど単純ではない。質が良い／悪いという二分法は、長さを比べるのと同じ結果になる。質が良いほうがいいのだと。しかし、質の問題のとらえ方はそれだけではない。良い悪いという二分法を超えたものがある。質というのは、何が良くて、何が悪いのかというのは難しい。相対的、主観的であるからだ。さらには本人自身の問題だけでなく周囲の問題も大きく影響する。しかしその難しさが助けになる。誰がなんと言おうが、私はこれでいいのだと思う道筋があるかもしれない。それさえ見つかれば、残された時間をこれでいいのだと思うことができる。苦痛があることも、不安定なことも、それでいいという末期がんの患者もいる。

ここで一つの暫定的な結論が出る。「高齢者は、残りの人生の長さにこだわらず、人生の質を多様に解釈することで、安定した生活を得ることができる」ということである。

今か、将来か

高齢者にとって、今が大事なのか、将来が大事なのかと問えばどうか。あるいは、高齢者が将来を案ずるというのはどうなのだろう。

一人目の患者は、今より、将来のほうが大事と考えている。それが同時に不安の大きな原因になってしまっている。それに対し二人目の患者は、将来を考えると絶望するしかないので、今を重視するしか仕方がない。しかしその今に視点を向けることで、今が安定し、将来の不安も少なくなっている。

ここでもう一つの結論に達する。「高齢者は、将来に目を向けるより、今を重視することで安定が得られる。」

自分自身として

私自身、これから60歳になり、やがて70歳になる。この問題は私自身の問題でもある。近いうちに末期がんの宣告を受けるかもしれない。あるいは長生きして80歳を超えてまだ健康かもしれない。私自身がいくつまで生きるかわからないが、残りの長さにはこだわらず、将来を考えるよりは今を考えて生きていくことができれば、安定した生活を送ることができるように思われる。もちろん安定がいいかどうかもわからないのであるが、これはひとまずの自分自身の今の時点での到達点である。

私自身のこの考えには、それなりにお金があり、現在健康で、多くの人ともつながっているという現状がある。その背景があるから、のんきにそう言っていられるのだという批判があるだろう。その批判に対して、今の生活についてはその通りだと答えておく。しかし、将来の不安については、どうもそうではないようだ。次節ではこの問題についても検討する。

「三人目の高齢者」

80歳の女性。生活保護を受けている。2、3日前から食事がとれない。一日中布団で寝たきり状態である。先週までは特に不自由なく生活していたという。週に一度、買い物をして届けているヘルパーからの情報である。定期的な医療機関の受診はない。頼れる家族もいないという。細かいことは聞かれたくないのかもしれない。部屋の中に、写真もなければ、仏壇もない。本人は医者を呼んで欲しいとは言っていない。ヘルパーから連絡を受けたケアマネジャーが訪問診療を要請した。

「定年後の一人の男」

続けてもう一人紹介する。四人目である。患者ではなく、一人の男性である。

1年前に定年退職した66歳の男性である。毎日外出もせず家でごろごろしている。ほとんどをベッドの上で過ごす。立てない、歩けないというわけではないが、寝たきりといってもいいかもしれない。同居している家族はいない。遠くに妹がいるが、2、3年は連絡を取っていない。パソコンをいじるのが唯一の楽しみである。今のところ働いてはいない。少し働こうかと思っているが、年金で十分生活できている。退職金は自宅のマンションの返済に使ってしまって貯金はほとんどない。会社勤め時代に血圧が高めとか、コレステロールが高めとか言われたことはあるが、放置している。退職後は健診を受けたこともないし、今後も受けるつもりはない。

二人をつなぐもの

性別は違うが、この二人には共通点がある。66歳の男性の行く末が80歳の女性という見立てもある。まずはどちらも寝たきりである。どちらもそれぞれの生き方を反映しての結果という点で似ている。ただ80歳の女性の寝たきりは本人の意図ではないが、もう一方は本人自らがそういう生活を選んでいるように思える。しかし少し考えると、80歳の女性も、無理に食事などせず、頑張って動こうとせず、と考えれば、自ら望んだ結果といっていいかもしれない。寝たきりになる時期が、高齢になってからと、退職後間もないということ以外に、この二人には、本質的な差は何もないともいえる。

二人の間には14年という年月がある。その14年を想像してみる。14年も外出もせず家でごろごろしていたとしたらどうだろうか。あるいはこう聞いたらどうだろう。あなたなら14年間も家でごろごろできるだろうかと。できそうにない人が多いかもしれない。それなら、どうしてできそうにないと思うのだろうか。

一人で病気になったら、誰も助けてくれないし、そうなるとお金もかかる。病気にならなくても、お金で買えるもので解決できることは多いし、一人は寂しい。そういうことだろうか。先の二人は、こうしたことについて、どんなふうに考えているのだろう。

健康、お金、人とのつながりについての二人の考え

この二人の健康やお金についての考えを想像してみる。この二人が何を考えているかは、私の想像に過ぎないが、この二人のような人がいるのは現実だ。実際にお金も周囲とのつながりもない場合が多い。考えという点でも、少なくとも、健康でなくてはならない、何とか健康を維持しようとか、お金がないと大変だ、生活保護や年金だけではとても生活できない、とは考えていないように思われる。

今ある健康と年金、生活保護で十分と思えれば、別に何もせずごろごろしていてもいいのではないか。現実にお金がないときの対応として、まず考えるべき対処法だ。この「ごろごろ」するだけの生活が受け入れられないのは、今の生活を維持する以上のお金があると、そのためにいろいろ迷いが生じるからだ。余剰のお金を健康のためにどう使おうかと情報収集すると、あれもこれもと、高齢者を狙った怪しい商品が山ほどある。多くは健康にも、寿命にも関係ない。そうなると、もうそれだけで不幸である。買うのは、健康に関係なく、自分が好きなもの一つで十分だったりする。

人とのつながりも同様だ。週に1回ヘルパーが来てくれれば十分、遠くに一人妹がいれば十分という考えもそれなりに納得できる。世の中が人とのつながりを重視しすぎている。ただ、それはこのところ日本で大きな災害が続いていることと関係しているかもしれないが、日頃のつながりと

いうより、災害が起きたときにつながりができる社会が重要ということではないだろうか。いつもつながっている世の中というのは、逆に息苦しい面もある。日頃は疎遠で、何もなければつながっていないが、何かあったときにつながる社会というのはなかなかいいのではないだろうか。

周囲とのつながりが薄い状態、それこそ不安だという人が多いかもしれない。しかし、そうであれば、これほどの核家族化や、故郷から都市部へ集中する人の流れをどう説明するのか。多くの人はつながりこそがストレスであるというのが現代ではないだろうか。私自身、故郷を離れ40年、核家族で、近所づきあいなく生活している。そこにはいい面もあるからだ。

健康、お金、人とのつながりの基盤

健康が重要、お金が重要、人とのつながりが重要、というのだが、この二人を見ると、少なくとも、健康やお金のために努力するとか、人とつながるために積極的に何かをすることが重要とは思っていない。

もちろんどちらも年金や生活保護が生活を支えているので、その金額が減ったりなくなったりすると大変だ。介護保険がなくなっても困るかもしれない。週に1回来てくれるヘルパーも重要だし、長く連絡がないとはいえ、何かのときに妹が頼りになるかもしれない。そういう点では、やはり、健康、お金、人とのつながりが重要ではあるが、それは個人個人が準備するというだけでなく、そこを支援する社会の仕組みこそが肝心ではないか。

健康に対する支援は現在、国民皆保険、介護保険で支えられているものの、保険料は年々増加し、自己負担も増える一方である。年金も支給年齢が先送りされ、額も少なくなるばかりだ。生活保護に対する風当たりも強い。そういう社会の反映として、個人個人に責任を押し付けるかたちで、健康が重要、お金が重要ということが強調されているというのが実状ではないか。私はそう疑っている。

人とのつながりはどうだろうか。これも、個人の問題というより、社会の問題と考えたほうがいいのではないか。結婚しにくい世の中、子どもを育てにくい世の中を放置して、老後は人とのつながりが重要というのは、解決の方向が間違っているように思えてならない。

健康も、お金も、人とのつながりも重要ではない、そう考える人が社会の圧力にも無関係に、先の二人のように意外に幸せに生きているのかもしれない。

健康も、お金も、人とのつながりも、個人の努力で充実できればいろいろいいことがある。しかし、個人が準備しなくても、それが何とかなると思える社会、あるいは国や自治体、地域社会が何とかしてくれる世の中、それがどんな世の中なのか、考えたい。

個人個人において、お金や健康、人とのつながりが重要でない社会というのはとてもいい社会ではないだろうか。日本国憲法の第二十五条では「健康で文化的な最低限度の生活」が保障されているはずだ。健康も、お金も、人のつながりも、個人の責任だけに帰することはできない。その基盤は社会にある。さらには憲法でも保障されている。つまり、高齢になって以後どころか、定年後も、さらには一生ごろごろしている権利が保障されている。そういう人も生活費の給付を受け、医療を受け、介護を受け、日々の生活を送ればいいのである。憲法のこの部分は今後も遵守されなければならない。

二人のその後

80歳の女性は、訪問診療の同意を取る準備をしているうちに、次の週のヘルパー訪問の際、すでに亡くなった状態で発見された。健康で文化的な最低限度の生活は保障されたであろうか。それを上回る何かが、そこにはあるようにも思える。

66歳の男性は、相変わらず家でごろごろしている。このまま一人で死んでいくつもりだろうか。妹の連絡先だけは、部屋のわかりやすいところに貼ってある。パソコンが趣味といっても、ネットでつながっている友人はそういうことには無関心で、彼の妹のことも知らない。私が知っているかのように書いてみたものの、彼を訪ねるのは妹だけで、それも数年に一度のことである。誰も彼の部屋や生活がどうなっているか、何をどう考えているか、全く知らないのである。彼は孤独だ。しかし、ポストに郵便物がたまるようになれば、普段は「何の関係もない」近所の人なり、管理人がそんなときこそ、彼のことを気にかけてくれるのではないかと予想する。それは楽観的すぎと言われるかもしれないが、そういう社会であることを期待するし、将来の実現に取り組みたい。

二人とも、残された時間とか、生活の質から自由な感じがする。将来の不安はあるのだろう。ただそれは避けがたいものとして、普通のこととしてある。死の恐怖も希薄なように思われる。

四人をまとめて

前半の二人、後半の二人、合わせた四人をもう一度まとめて振り返ってみよう。

死ぬまでの時間が十分あり、今の時点では健康で、十分な医療を受け、経済的にも余裕があり、手伝ってくれる家族や友人の多い高齢者が、死ぬまでの長い日々に大きな不安を抱えながら、死の不安を忘れるべくその先送りに取り組むことで、かえって不安定な生活を送っている。むしろ末期がんで、すでに健康を害し、残された時間が短い人のほうが安定した感じに見える。もちろんこれは診察室での限られた光景に過ぎない。

診察室から離れると、医者がかかわらないところでは全く違った状況が広がっている。少ない収入で、周囲とのつながりもヘルパー以外ほとんどない高齢者が、日常の生活の延長上で、特に何事もなく死を迎えていたりする。

また残された時間が最も長いと予想される定年直後の男性も、年金生活で、血圧やコレステロールが高いという定年前の健診結果も放置して、誰ともつながりのない中で、最初の老人よりはむしろ安定した生活を始めている。残された時間が長いことも、それほど問題にはならないようだ。

生活の質ということも、質を上げようと思うと苦しい。質にこだわらない、あるいは一般的な質の評価にこだわらず、平坦な生活を送っているほうが、死に向かう際にはいいのかもしれない。先に提示した日々の生活に関する質の多様な解釈よりも、質の解釈をしないことのほうが有効かもしれない。

死の平等性

ここからまた一つの結論が導ける。死に向かっていく際に、残された時間も、その時点の健康も、経済状況も、人とのつながりも、さして重要でない。残された時間が短く、すでに健康を失い、経済的にも厳しく、人とのつながりがなくても、あるいはないがゆえに、死の不安をやすやすと乗り越えていく人たちがいる。

もちろんそれでは死を乗り越えていけない人もいるだろう。しかし、残された時間が長く、今も健康で、経済的に余裕があり、人とのつながりもある人が死を前に右往左往する現実を、最初の患者によって示した。

これはあらかじめわかっていたことである。作家の山田風太郎が『人間臨終図巻』の「五十五歳で死んだ人々」の扉に書いている。

「性の快楽と死の苦痛は万人平等である。しからば、なぜそれ以上の平等を求める必要があるのだろうか。」

医療界では、健康格差、貧困の問題が大きな話題となっている。しかしそこでの議論の大部分は、死の平等性ということを見逃しているように思われる。

四人と結論を結び付けるもの

この四人と結論を結び付ける背景には、私自身の医者としての経験が基盤にある。しかし、その経験にもまた背景がある。いろいろな経験の中で、どうしてここに記した四人の事例を選んだのか。少し込み入った話になるが、本書の根底に流れる部分でもあり、ここで説明しておきたい。

私は医者であるが、それ以上の専門性を持たない。内科でもなく、外科でもなく、小児科でもな

		合併症を	
		起こす	起こさない
治療	する	a	c
	しない	b	d

表3-3　治療効果を評価するための４分割表

い。あえて自分自身の医師としての専門性を説明すれば、医学論文を評価し、日々の診療に役立てることが専門で、領域で言えば、聞きなれないかもしれないが、「臨床疫学」、「根拠に基づく医療（Evidence-Based Medicine: EBM）」の専門家である。その医学論文を評価する中で学んだことがきっかけになり、この四人を意図的、系統的に選ぶことにした。

例えば、高血圧や糖尿病で、将来の脳卒中や心筋梗塞などの合併症の予防効果を評価する論文では、治療群と治療をしない群の二つに分け、両群での合併症の発生率を比較して効果を検討する。

そこでは、四つの結果が生じる。「治療をして合併症を起こす：a」「治療をせずに合併症を起こす：b」「治療をして合併症を起こさない：c」「治療をせずに合併症を起こさない：d」の四つである（表3−3）。一般に流れる情報や医師の説明は、ほとんど「治療をして合併症を起こさない：c」「治療をせずに合併症を起こす：b」である。しかし論文を評価する中で私が気になったのは、治療の効果を示すbcより、治療効果とは反対の二者の「治療をして病気になる：a」「治療をせずに病気にならない：d」である。

どんなに効果があると言われる治療でも、個別の患者では「治療をして合併症を起こす」、「治療をせずに合併症を起こさない」という効果のない二つのグループがあるのだが、臨床の現場にいるだけでは、その二つ（ａｄ）には気が付きにくい。見ないようにしている面もある。

論文評価を専門とすることで、治療効果を示す二者（ｂｃ）にしか関心がなく、効果のない二者（ａｄ）を見ないふりして、薬の効果全体を見ていなかったこれまでが明らかになった。治療効果全体を見るためには、それまで関心のなかった二つ、「治療をして合併症を起こす」「治療をせずに合併症を起こさない」にも関心を持つ必要があることを思い知らされたのである。

それが今回の話題にどうつながるのかであるが、残された時間と死の不安でいえば、「残された時間が短い人で死の不安が大きい：ｂ」「残された時間が長い人で死の不安が小さい：ｃ」という部分だけを見がちな現実がある。長生きを目指す一つの背景でもある。しかし、実際に起きているのはその二つだけでなく、「残された時間が長く不安が大きい人：ａ」「残された時間が短くて不安が小さい人：ｄ」もいる。その後二者にフォーカスを当ててみると何が見えてくるかというのが、治療効果評価の論文で見た、「治療をして合併症を起こす」「治療をせずに合併症を起こさない」の二つに焦点を当てたときと同じ視点である（表3－4）。

「残された時間が長くて不安が大きい人」、「残された時間が短くて不安が小さい人」がいることは、長生きばかりを目指す世の中の問題を示しているかもしれないし、逆に長生きを目指さなくて

		死の不安	
		大きい	小さい
残された時間	長い	a	c
	短い	b	d

表 3-4　死の不安と残された時間の関係を示す 4 分割表

も不安でない世界の可能性を示している。

登場した四人と4分割表中の位置

最初の高齢者は「残された時間が長く不安が大きい」という表中のaに当たる。末期がんの患者、生活保護の一人暮らしの女性は「残された時間が短く不安が小さい」つまりdに属する。定年後ごろごろしている人は「残された時間が長く不安が小さい」というcに当たる。4分割表の「残された時間が短くて不安が大きい人」、表のbに当たる人は先の四人の中には含まれていない。ただ末期がんの患者は実際にはbだったかもしれないという気はする。この4分類と四人のそれぞれがどこに属するかを見極めながら考えることで、これまでの議論を再度整理してみる。

4分割のそれぞれに属する者同士を比較してみよう。残された時間が長く不安のない人と、残された時間が長く不安のある人を比べてみる。前者がどんな人かを知っておくと後者の参考になるだろう。最初の老人は、定年後ごろごろしている人と話してみるといいかもしれない。

残された時間が少なく不安が大きい人は、時間がなくても不安が小さい人のことを知ることで自分自身の不安を減らす助けになるかもしれない。末期がんで不安の大きい人は、生活保護で死んでいった老人について考えてみると解決の糸口が見つかる可能性がある。

しかし、こうした他人との比較にはまた問題もある。不安が小さいほうがいいという一方向に振れたり、さらにはより不安が小さな人と比べてキリがなくなるからである。また不安の少ない人をうらやむ結果になるだけかもしれない。ここもまた先の表を使ってみよう（表3―5）。

この表が示す通り、より不安の小さい人との比較を参考にしながら自分の不安も小さくする人ばかりではない。他人と比較して不安が大きくなる人、比較しないで不安が小さいという人もいるのである。それはいったいどういう人だろうか。準備しない、忘れる、という別の問題がここに顔を出している。

不安が小さい人は、そもそも他人と比較などしていないのではないか。最初の高齢者は、他人、もしくは平均的な人との比較をいつも気にしていたのではないだろうか。そういう仮説がある。死んでいくための準備をすると、どうしても他人の準備が気になる。他人の準備が不安を減らす場合もあれば増やす場合もある。どちらかと言えば増やす場合が多い。その一つの例が最初の高齢者だ。長さの目標を意識させ、他者との比較を惹起する「人生100年時代」のような標語などどこ吹く風で、死のことなんか考えないで、準備も他人との比較もせず、不安が小さい場合もある。生活保

		死の不安 大きい	小さい
他人と比較	する	a	c
	しない	b	d

表 3-5　他人と比較することと不安の関係を示す 4 分割表

		死ぬ	死なない
お金が	ある	a	c
	ない	b	d

表 3-6　お金の有無と死の関係を示す 4 分割表

護の老人の例である。この二人の比較が示すのは、準備もしないほうがいいし、死について忘れていたほうがいいということではないか。

身も蓋《ふた》もない結論と思うかもしれない。しかし、考えもせず、準備もしないほうがいいかもしれないという仮説は、真偽は別にして、定年前の私が日々生活している実感に他ならない。

死の平等性も四つの場合で考える

死の平等性もこの表を使うと明らかになる（表3－6）。

お金があろうがなかろうが、死ぬ以外ないのである。これは縦軸を健康にしたところで同じである。しかし現実を見ると、お金があると死なない可能性があるかのように、死ぬにしてもお金があったほうがいいと言っているような部分がある。この表で考える限り、お金は死ぬことには関係ないことが明らかである。死を避けるというのは、あたかもお金があると死なない、健康であれば死なないという世界があるかのように生きることである。死を避けないとは、お金があろうがなかろうが全員死ぬという世界で生きることにほかならない。そして、現実の選択肢は後者以外にはありえないことも明らかである。

医療は高齢者に何を提供しているか——加齢と健康、そして死

お金や健康やつながりと死ぬこと

お金があり、健康で、人とのつながりもある人が一番死を恐れ、お金もなく、健康も失い、つながりもない人が死をたやすく乗り越えているという意外な現実は、例外的なのであろうか。世の中の多くの情報は、老後に重要なのはお金と健康とつながりだと、私とは反対のことを強調している。

もちろんそういう面もあるが、私自身の臨床経験の中で、このあまのじゃくに仕立て上げた例は、決して例外的なものではない。むしろありふれた現実である。さらに、老後にお金と健康とつながりが重要であるという話は、それ以上の説明をされるまでもなく、常識的にわかる話である。お金がないとそもそも生活が成り立たない。健康を失って寝たきりになったら大変だ。助けてくれる人とつながっていないと困る。そんなことは強調するまでもないことだ。

老後でなくとも、お金、健康、つながりは重要だ。そんな一般的なことを考えても、死について考えることにはならない。お金やつながりで何とかなるのは老後の生活であって、その先の死について何かできるかどうかはよくわからない。逆に死を避ける方向へと向かうのが関の山ではないか。いくらお金が余っていて、助けてくれる人がたくさんいても、健康はいずれ失われ、最後には必ず死が訪れる。

お金やつながりは、死なないように「努力するため」には役立つ。しかし、それが役立つのはせいぜい努力がしやすくなるというレベルで、その努力が実るかどうかにはあまり関係がないかもしれない。特に80歳を過ぎて、90歳になり、100歳になると、お金やつながりでどうこうすることはだんだん困難となる。ただそこに至るまでをお金やつながりで豊かに過ごすことはできる。その豊かな生活を続ける中で、もう十分だ、いつ死んでもいい、そう思えればいい。しかしうまくいかない場合も多い。

お金が余っていると、それが惜しくなったり、使い切らないことで残されたものに諍いの原因をもたらすことになるかもしれない。健康で、つながりが多いほどうまくいかない面もある。健康を失っていたほうが、そろそろ逝ってもいいかなと思えるかもしれない。つながりが多いと、つながる人たちからいつまでも長生きしてなどと言われ、本人もついついその気になってしまい、死を受け入れることが困難になるかもしれない。今生でのつながりがないほうが、死後の世界へ先に旅立っていった人たちにつながりたいと思うようになるかもしれない。死後の世界でつながることを想像できれば、今生きているこちら側でのつながりのないほうが死を受け入れられるかもしれない。

ここで問題にしているのは、老後の生活ではない。その生活の行きつく先にある、最終的な「死」についてである。老後の生活では、お金は役立つし、健康なほうがいいし、多くの人とつながっていたほうがいい。ただ「いい」と言っても、いいこともあるというに過ぎない。そのためにこそ不安になったり、どこまでも死を避けようとしたりする。そうなると、お金も健康もつながりも、その先の「死」にはほとんど役立たないばかりか、むしろ死の受容の妨げにさえなる。

ここで書いたのは前章の最後の「死は平等である」ということの繰り返しである。くどいと思われたかもしれないが、くどいと思われるまで繰り返したい。

加齢と健康

加齢とお金、つながりの問題はいったん置くとして、ここからはしばらく年を取ることと健康の問題について検討していく。

加齢と健康の関係については、大きなねじれがある。加齢とともに健康は失われる方向にある。それにもかかわらず、いやそれだからこそ、年齢を重ねるにつれ健康に対する関心が増し、何とか健康を維持増進しようという意識が高くなる。(3) 健康を失って、初めて健康を意識するというありふれたことでもあるが、加齢による健康の変化は、病気のように治して取り戻すということが容易ではない。意識したところでどうにもならない面がある。医者のくせに何を言うという感じだろうか。加齢のせいにせず、そこをどうにかするのが医者の役割ではないのか。もちろんそれは医者の役割だ。しかし当たり前のことではあるが、その役割には必ず限界がある。その限界を見極めるのも、また医者の役割ではないだろうか。とはいえ現実にその見極め役を果たすのは容易ではない。

老化と病気の区別の困難さ

老化と病気を明確に区別することは困難だ。だからどうしても、医者は病気として扱いたくなる。そういう役割に慣れているし、高齢者に対し「年のせいだ」と言うのは一部では禁句とされている。外来でしばしば聞かれる患者からの不満に、「どこへ行っても年のせいと言われて取り合ってくれない」というものがある。読者の皆さんの中にも、そう言われて不快な思いをした人も多いかもしれない。斯く言う私も、日々の診察の中で、年のせいとは極力言わないように気を付けている。そういう現状もあり、なるべく老化の問題にしないで、病気として対処し、良くなるように治療しましょうということになる。この対応で一時的に良くなることはある。しかし、5年、10年の単位ではどうしても下り坂になるのは避けがたい。「年のせいではありません」という対応には必ず限界がある。それでも限界までは、「年のせい」でないと頑張るのが最もありがちな対応だ。しかし、それが大きな問題かもしれない。患者も医者の言うことを聞いていればと頑張ってしまう。

老化と病気という境界が曖昧なものを、老化だと片付けず、できるだけ病気として扱う、というのが医療の果たす役割の一つだ。それによって回復し、よりよい生活を手に入れた人がいることは間違いない。

しかし、その割合は加齢とともに減っていく。そして、境目は明確ではないが、そうした介入が効果的な場合にこそ、最終的にはどうしても病気として扱えないところに行きつく。病気として扱えないということは、治療がなく、絶望だという面もあるが、逆に誰にでもある普通のことだという面もある。「年のせいで病気に」というネガティブな響きが、どこかの時点で「年のおかげで病気もなくなり」と受け入れることができれば、まずまず安定した生活が手に入ることもある。

「死」を「年のせい」にすることはできない

この「年のせいです」という医者の対応が禁止されたのは、いったいどういう経緯によるものなのだろうか。これを丹念に追っていけば、お金も健康もつながりもある人が一番死を恐れ、何も持たない人が死をたやすく乗り越えているという現実と「年のせい」が禁止されている医療界との対応関係を示すことができるかもしれない。

20世紀の医療は、大きく進歩し、多くの病気を診断し、多くの治療法を発見し、実際に治療した。医療を受ける側もその進歩に期待をかけ、その恩恵を最大限に享受したいと願うようになった。「年のせい」という前に、まずは何かの病気ではないか、治療の可能性はないかと考えるようになった。医者もまたそれに何とか応えようと頑張った。年のせいにせずに、できる限り検査をし、治療をしましょう、と。その相互作用が、「年のせい」という考えを医療から排除していったのかもしれない。そしてその相互作用は現実に大きな成功を収めたが、最終的に行きつく先の「死」まで病気にすることはできない。禁止された「年のせい」をもう一度考えるべきときではないだろうか。

しかし大きな流れは逆である。相変わらず「年のせい」にしないことで、老化や死を一時的には遠ざけようとする。老化や死への接近そのものを否定してみることで一定の支持を得ようとする。身近なところでは「アンチエイジング」に勤しみ、究極には「不老不死」を夢見続けるかのようである。

老化からアンチエイジングへ

老化と病気の境にあるものは全部病気にする。さらには老化と思われるものも防ぎようがない老化とは言わない。老化に対してもアンチエイジングで対抗しようと。「アンチ」とは対抗するという意味だ。エイジングとは年を重ねること、加齢、老化である。つまり、「加齢に対抗する」、「老化に対抗する」、「年のせいにしない」というのがアンチエイジングである。

そんな説明が不要なほど、この言葉は日常で頻繁に目にし、耳にする。「年のせいだとあきらめていませんか？　アンチエイジングを！」、そんなキャッチコピーをテレビコマーシャル、新聞や雑誌で見かけない日はないと言ってもいい。しかし、アンチエイジングとは「不老不死」ではない。加齢や老化を止めるわけでもない。あくまで加齢、老化による変化の速度を遅くするに過ぎない。「先送りする」といってもいい。もちろん短期的には若返りも可能かもしれない。しわが減った、肌の張りが戻った、若く見られるようになった、そういう現実があるからこそ、アンチエイジングも普及する。ただその普及こそが問題かもしれない。その先に何があるか。一時的な時間の巻き戻しも、いずれ限界がくる。巻き戻しは無理だとしても、せめて進行を遅らせようとさらに頑張る。しかしそれにも限界はある。そして、どう頑張っても最終的に行きつくところは「死」である。

アンチエイジングにこだわる人たちと、その先の80歳を過ぎても、あるいは過ぎたからこそ健康に対する不安、死に対する不安が止まらない老人とが重なる。彼らは医療機関を頻繁に訪れる。言ってみれば、それは広い意味でのアンチエイジングを求めてのことだ。医者はアンチエイジングというような方向でなく、せめて年のせいにすることはないようにというスタンスで向き合う。私自身もそうだ。その反面、だんだん衰えていくのは仕方がないですよ、受け入れることも一つの解決ですよと、反対のことも言う。そうすると患者は余計に不安になる。年のせいではないと言いつつ、年のせいだと言うわけだから、そのはざまで患者も追いつめられる。余計に不安にさせるくらいなら、いっそどこまでもアンチエイジングで頑張ろうというほうがいいかもしれない。テレビや雑誌はそういう方向だ。エイジングを受け入れたらアンチエイジング関連商品が売れなくなるので、その一方向で頑張るしか道はない。

いわゆるアンチエイジングと私が提供しているアンチエイジングのような日々の医療の違いがここに明らかになる。前者は希望だけを強調する。私はどうしても負の部分にも触れてしまう。負の部分に触れてしまうのは、私が仕事上で最期までお付き合いしないといけないからである。テレビや雑誌は消費者と最期までお付き合いする必要はない。また次の世代に売ることを考えるだけだ。もちろんそれは端《はな》からそういう目的でやっているわけで、それに文句を言う筋合いはないかもしれない。ただ違いははっきりしている。希望だけを強調し、多くの人をいったんは明るくさせる一方向のアンチエイジングと、希望だけでなく、むしろその先にある不安、絶望、死についても触れざるを得ない私の診療、の違いである。

こんなふうに書くと、なんだか自分の診療の苦労ばかり強調するようで居心地が悪いが、アンチエイジングはおいしいところだけを食っていて、それがどうしても気に入らない。正直言うと、お前らのせいでこっちが結構大変なことになっているのだという気持ちがある。

どうやっても進んでしまう老化をできる限り先送りし、その先の避けがたい死にも目を向けつつ、最期まで幸せに生きるなんてことは、簡単にできることではない。が、先送りそのものを詳細に検討し、死が非日常になった反面、コントロールの対象となった現状を吟味し、幸せが重要かどうかもいったん棚上げし、今何が起きているかを記述することは可能だ。解決の道はさておき、課題ははっきりしてきた。

アンチエイジングのネガティブな面

エイジングは負でしかなく、アンチエイジングは正である。わかりやすい二分法だ。その単純な二分法を利用してアンチエイジングの推進がある。そこにお金が大事、健康が大事、つながりが大事という世の中がうまくかみ合う。しかし、アンチエイジングにこそ負の面がある。避けられない死をどこまでも避けようとし、最終的な死までは面倒を見ないという無責任な部分である。そして、アンチエイジングが死を避けたのと反対に、死を避けないように、死ぬまで生きていくとはどういうことなのか。それこそが本書を書き始めた動機でもある。

ウェルエイジング（Well aging）

「アンチ」にはもともと負の意味合いが残っており、そのためか最近はウェルエイジング（Well aging）という言葉が好まれる傾向にある。認知症になっても、寝たきりになっても、「明るく充実した」日々を送っていこうというものである。一見これは本書のコンセプトと同じように思われるかもしれない。しかし、そうではない。ウェルエイジングこそ本書のコンセプトから最も遠いものである。「明るく、充実した」という方向こそが問題だ。明るくなくてもいい、充実しなくてもいい、普通でいい、むしろ普通以下でもいい、それが本書の方向性である。

ウェルエイジングは、明るいところを見て、それをみんなで目指そうという。100歳まで充実した日々を送った人、認知症でも明るく生きた人、そういう人たちが手本だ。しかし、そういう方向が最期に何をもたらすかは明らかだ。多くの人はそんなに充実した生活も、明るい生活も続けられない。もっと端的に言えば、100歳を過ぎても現役で、最期まで充実した日々を送られた日野原重明先生のように生き、死んでいく人は、現実にはほとんどいないということである。

ネガティブ／ポジティブから「ことほぐ」へ

私は「ポジティブ」という言葉が嫌いである。それは人が最後には死ぬからだ。そして、その最期まで付き合うということが私の仕事の一部であるからだ。アンチエイジングより、ウェルエイジングのほうがさらに嫌いである。「死」をポジティブだけでとらえることはできない。むしろ全面的にネガティブととらえる人もいる。しかし、「死」もまた単なるネガティブではない。そこにもまた「ポジティブ」、あるいは「ネガティブではない何か」がある。それについてはまだあまり多くを書いてはいないが、「としをとるのはステキなことです」という歌もある。私自身も前著『「健康第一」は間違っている』のあとがきで「死をことほぐ」ということば使って、ネガティブだけではない一人の患者の死を取り上げた。ポジティブ／ネガティブという二分法を超えて死をとらえることができるはずだ。「年を取るのがどう素敵か」、「死をことほぐとはどういう意味か」。「ことほぐ」とは漢字で「寿ぐ」と書く。「祝福すること」である。この「死をことほぐ」を明らかにすることが、本書の最終的な課題である。

医療による「先送り」効果の曖昧さ

「死をことほぐ」を記述するために、多くの取り組むべき問題がある。その一つは「先送り」の問題だ。先にアンチエイジングとは老化の「先送り」だと定義した。その「先送り」について、高齢者に対する医療がどうなっているかをまず検証しよう。

そもそも医療の効果を測るのはなかなか困難なことだ。抗生物質で肺炎を治したとか、胃がんを切除して治癒した、というのは医療のほんの一端で、多くの医療の効果には曖昧な面がある。しかし、曖昧であるにもかかわらず、確実さを求められる。加齢、老化という部分でも、曖昧どころか避けがたい面があるにもかかわらず、確実な効果を要求される。そこでアンチエイジングが明確にしたのは、「先送り」という確実な効果があります、という戦略である。

アンチエイジングに対して、希望ばかり取り上げて卑怯だ、みたいなことばかり書いてきたが、この加齢、老化の「先送り」を目指すものというアンチエイジングの定義には見るべきものがある。というのも、この「先送り」は高齢者に対する医療の効果を最も的確に表す言葉だからだ。

しかし高齢者の医療と言えば、アンチエイジングのような曖昧なものでなく、降圧薬を飲めば血圧が下がり、コレステロールを下げる薬を飲めばコレステロールが下がり、血糖を下げる薬を飲めば血糖が下がる、というように、確実な効果があるではないかと思われるかもしれない。しかし、血圧やコレステロール、血糖を下げるのは、医療の確実な効果を示すものではない。それは単に検査値が下がったに過ぎない。もちろん値が下がってうれしいという現実的な効果はあるが、その値の改善の先には、健康が長く保てるとか、長生きできるとか、最終的には幸せがなければならない。

「いや、血圧が下がれば幸せでしょう」という人がいるだろう。しかし、それは端から血圧は薬を飲んで下げたほうがいいという信仰があるからだ。高血圧の治療には、毎日薬を飲み、毎月医療機関を受診し、時々検査をし、時には薬の副作用で痛い目に遭い、医療費も支払いという大きな負担が付きまとうが、血圧が下がった幸せが、その負担を上回るほどのものかどうか、はっきりしない面がある。

まずは医療が作り出した目標値を医療の手を借りてクリアする。そこにも達成感や喜び、安心もあるかもしれない。ただ医療の外で何かが達成されなければ、マッチポンプの誹《そし》りを免れない。高血圧の治療を例に、血圧を下げる幸せが、多くの負担を上回るものかどうか、見ていくことにする。

医療による「先送り効果」

高齢者に対する降圧療法の効果

二〇一六年度の国民健康・栄養調査によれば、現在70歳以上の高齢者の53・8％が降圧薬を飲んでいる。

高血圧の治療の目的は、単に血圧を下げることではなくて、将来の脳卒中や心筋梗塞などの血管の病気を予防することにある。それは、脳卒中で半身まひになるとか、心筋梗塞後に心不全になって、歩くにも息切れがするというような状態を防ぐため、といえばより具体的だろう。さらには、より長生きをし、その分人生を楽しむ時間を得るためでもある。

それでは高齢者の高血圧に対する降圧療法の、脳卒中や心筋梗塞などの病気の先送り効果についてみてみよう。

高齢者の降圧療法の効果はプラセボ（見た目には実薬と区別がつかない偽薬）を使用したランダ

ム化比較試験*という信頼性の高い方法でよく検討されている。一九九一年に報告された60歳以上の上の血圧のみ高い（160以上）高血圧患者を対象にしたランダム化比較試験、SHEP（Systolic Hypertension in the Elderly Program: 高齢者孤立性収縮期高血圧試験の略。臨床研究はこのようなアルファベットの略号で呼ばれる）研究では、図4―1に示すように6年間の降圧治療により上の血圧を15下げ、脳卒中の発症率が10％から6％に減ることが示されている。プラセボ治療では3・5年で5％の人が脳卒中になるのに対し、降圧治療をしているグループでは、5％の人が脳卒中になるのに5年を要している。[4] 降圧治療は脳卒中を平均1・5年程度先送りするというわけである。また寿命に関してははっきりした差を認めていない。

この研究が行われた頃には60歳が高齢者という位置づけであったわけだが、今では60歳で高齢者というのは現実と合わない。それではさらに80歳以上の高齢の高血圧患者を対象にしたHYVET(Hypertension in the Very Elderly Trial：超高齢者高血圧試験）研究の結果を見てみる。この研究は二〇〇八年に報告され、80歳以上の上の血圧が160以上の高血圧患者を対象に降圧治療とプラセボを比較している。上の血圧を平均14・5を下げた結果、脳卒中に関しては、プラセボ群では

＊　薬の効果を検討するためには、背景がそろった同質な集団の一方には薬を投与し、一方には投与せず、二つの集団の違いは薬の有無だけという状況を作り出す必要がある。その同質な集団を、何の規則性もなく、ランダムに分けることで保証するのが、ランダム化比較試験である。

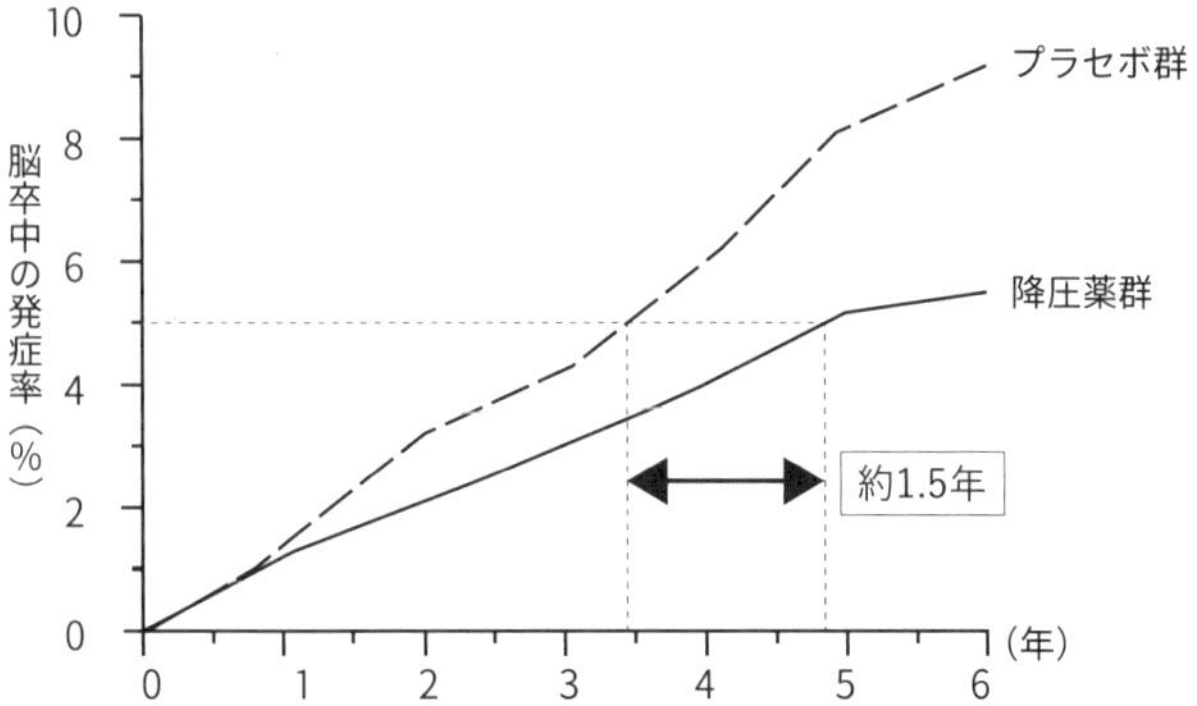

図4-1　60歳以上の高血圧患者に対する脳卒中の先送り効果
（出典：JAMA. 1991; 265: 3255.）

3年間で5％の脳卒中が発生しているのに対し、降圧治療群では4年弱で5％の人が脳卒中を起こしている（図4－2a）。脳卒中の発生を1年弱先送りするという結果である[5]。寿命についてもほぼ同様である（図4－2b）。

さらに二〇一六年に報告された75歳以上の高血圧患者に対し、上の血圧140を目標にした降圧療法と120を目標にした治療を比較したSPRINT（Systolic Blood Pressure Intervention Trial：収縮期血圧介入試験）研究でも同様に、平均14・8の上の血圧の低下により脳卒中、心筋梗塞、心不全や寿命の1年程度の先送りが示されている[6]。

脳卒中などの心血管疾患については、ここに示したのと同様、複数の研究で一致する効果が示されているが、寿命に関しては研究によって結果が異なっている。複数の研究を統合したメタ分析という手法で検討された結果では、寿命の先送り効果ははっきりしないという報告もある[7]。

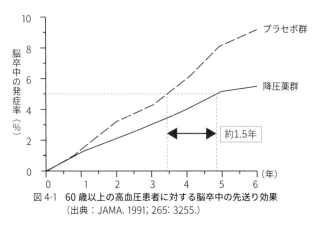

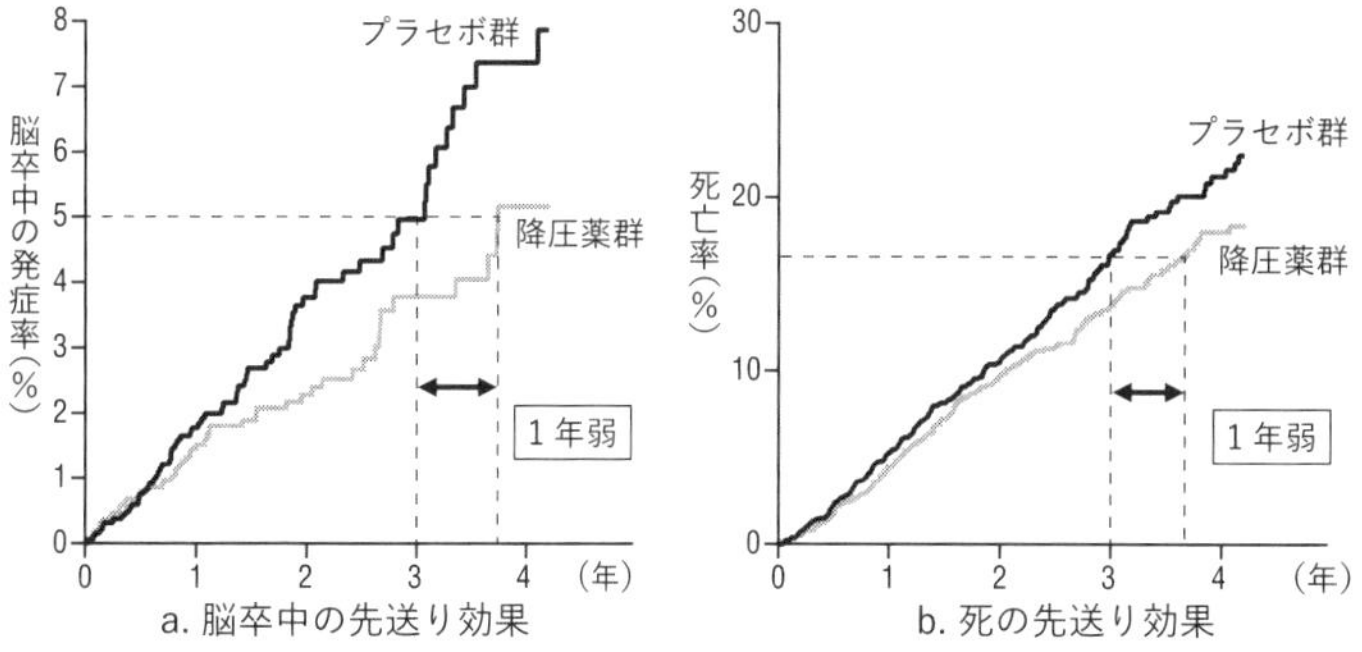

図4-2　80歳以上の高血圧患者の治療効果（出典：N Engl J Med 2008;358:1887）

ここで取り上げた三つの研究（SHEP、HYVET、SPRINT）はすべてランダム化比較試験という質の高い研究である。この結果からすれば、高齢者においても降圧薬による治療により、脳卒中の先送り効果が一貫して示されている。その効果は、上の血圧を15程度下げることにより、60歳以上では1・5年程度だが、75歳以上で1年、80歳以上では1年弱と、加齢にしたがって先送り効果が小さくなる傾向にある。

上の血圧を15下げることにより、60歳の高血圧患者が65歳で脳卒中になるところ66・5歳まで先送りできる。75歳の高血圧患者では80歳で脳卒中になるところを81歳まで先送りできる。80歳の高血圧患者では、85歳で脳卒中になるところ86歳手前まで先送りできると書いたほうが、正確性に多少欠ける面があるものの、わかりやすいだろう。あるいは、上の血圧を15下げる降圧治療は、ざっくり言えば、脳卒中を1年前後先送りするアンチエイジング効果があるということだ。

降圧治療には脳卒中などの高血圧合併症の先送り効果がある。それは複数の質の高い研究で示されている。しかし問題はその先である。ここに示した脳卒中の先送り効果が幸せにつながるのかどうか、ということである。それに対する多くの人の反応は、80歳で脳卒中になろうが、81歳で脳卒中になろうが、大きな差はないというものかもしれない。もちろん1歳でも先送りできれば治療を受けたいという人もいるだろう。しかしそういう人の中には、先送りで得られた1年が、また更なる先送りのための医療につぎ込まれるだけで、かえって不幸という現実もありうる。ここに正解はなく、個別の問題があるだけである。ただ個別に結論が出せるかというと、それも困難で、多くはどう解釈していいか迷う。

要介護老人は高血圧のほうが長寿

前項で取り上げた研究の対象者は、基本的には外来通院ができる患者である。三つ目に紹介したSPRINT研究では、一部に歩く速度が遅くなり、フレイル（加齢によって筋力運動能力が衰える状態）といって生活上の制限がある人が含まれているが、その人たちでの解析でも同様の結果が示されている。

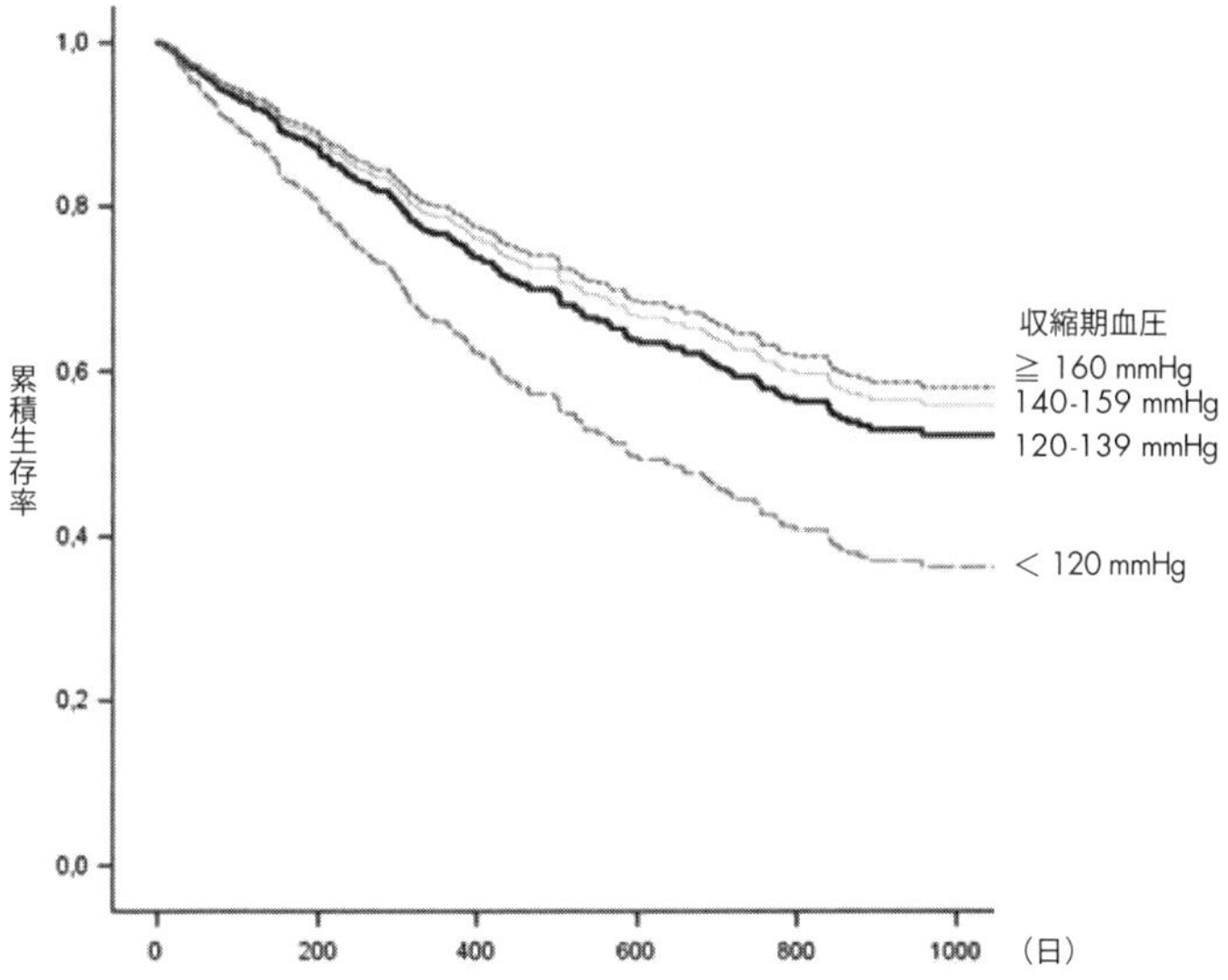

図 4-3　**虚弱老人の血圧と死亡の関係**（出典：Age and Ageing 2016; 45: 826）

それでは、外来に通院できない、施設に入所中の介護を必要とする虚弱老人に対する降圧薬の効果は、どのようなものだろうか。

介護施設入所中の高血圧患者を対象にしたランダム化比較試験はなく、入所中の血圧と寿命の関係を検討した研究結果が二〇一六年に報告されている[8]。この研究では５７０人の介護施設入所中の老人で、上の血圧ごとの寿命を比較しているが、驚くことに１６０以上のグループの寿命が最も長く、１２０未満のグループの寿命が最も短いことが示されている（図４―３）。

また、二〇一五年には、同様に介護施設入所中の患者を対象にした研究で、上

の血圧が130 未満かつ降圧薬を2剤以上飲んでいる高齢者で2・13倍死亡率が高いという結果も報告されている。(9)

高血圧の治療は、外来に通院できる高齢者において脳卒中などの先送りの効果があるが、介護が必要な高齢者では、むしろ血圧が高い人のほうが寿命は長く、降圧薬を飲んで血圧を下げた人のほうが寿命は短いという直感に反する傾向の可能性を示している。要介護老人に対しては、降圧療法に寿命の延伸の効果はないかもしれない。

しかし、これを幸せとの関係で考えたときにはまた複雑である。中には介護が必要な状態になれば、残りの寿命はむしろ短くなることを希望する場合もあるし、降圧療法によって脳卒中や心筋梗塞を予防できれば、寿命は短くなっても構わないという人たちもいるからである。その極端な例が安楽死である。

脳卒中にならない人

ここまでの結果は、高血圧患者のうち脳卒中になる人ばかりを取り上げて比較してきた。しかし、全体からすれば、脳卒中を起こす人は、降圧薬を飲むにしても飲まないにしても、マイナーな存在である。それでは多数派の人たちとはどんな人たちなのだろうか。

		脳卒中 あり	なし
血圧	120mmHg 目標	102	1215
	140mmHg 目標	148	1171

表 4-1　**目標血圧と脳卒中の発症**（出典：JAMA. 2016;315:2673）

		死亡	生存
血圧	120mmHg 目標	73	1244
	140mmHg 目標	107	1212

表 4-2　**目標血圧と死亡**（出典：JAMA. 2016;315:2673）

例えば、75歳以上の患者を対象にした研究の結果を４分割表で見てみよう(6)。１２０というより低い血圧を目標にしたグループでも１３１７人中１０２人が脳卒中を起こし、１４０というより高い血圧を目標としたグループでも１３１９人中１１７１人は脳卒中を起こしていないのである（表４－１）。また、追跡の中央値３・14年の間の全体で見れば２６３６人中２３８６人、90・５％は脳卒中を起こしていない。つまり高齢の高血圧患者といっても、３〜４年の間に脳卒中を起こさない人のほうが圧倒的に多数ということである。

それでは、死亡で見るとどんな結果になるだろうか、これも４分割表で見てみる（表４－２）。75歳以上の高血圧患者といっても、中央値３・14年後の追跡では93％は生存している。それも、血圧が１２０で94％、１４０で92％と大きな差はない。平均約１年の寿命の延長といっても、３年ちょっとの長さで見れば、１００人のうちの二人の違い、

2％に過ぎない。

これまでの結果をもう一度まとめておこう。降圧療法で血圧が140未満の人と120未満の人を比較したときに、脳卒中や死亡が約1年先送りできる。それですら75歳以上の人にとっては微妙な感じもする。さらに、脳卒中を起こしていない人で見れば、3年ほどの間では血圧の値にかかわらず90％以上の人は死亡することなく、脳卒中を起こすこともなく元気に生活している。

つまり、こうも言えるのではないか。75歳以上で、迫りくる脳卒中の不安や死亡の恐怖は、血圧が140であろうが、120であろうが大きな違いはなく、そんなことを不安だとか恐怖だとか考えるのは、実際の研究結果を知らずに、高齢者に薬を飲ませたい医療機関や製薬メーカーの言うなりになっているからではないか。

これは80歳以上を対象にした研究結果でも同様である。降圧薬を飲んで血圧が150の人も、降圧薬を飲まず血圧が165の人も大した違いはないのである。むしろ明確な差は、介護施設に入所中の老人でみられ、3年後には血圧が120未満の人たちの60％が亡くなっているのに対し、160以上の人では40％しか亡くなっていない。この20％の差が顕著なのである。

降圧薬は高齢者に幸せをもたらしているか

血圧の薬を飲み続けるというのはなかなか大変なことである。また定期的に医療機関を受診するのも同様だ。窓口の医療費負担も増加の一途である。国や市町村、健康保険組合の負担も増え続けている。言い換えれば、降圧薬は、治療を受ける人と、それを支える健保組合、自治体や国を少し不幸にしている。個人の保険料負担も増える。ただ、それを上回る幸福効果があればよいのだが、その効果はこれまでに見たとおり、脳卒中や死の「1年の先送り」である。

この効果がどれほどの幸せをもたらすか、これは簡単に答えられない問題ではある。が、脳卒中の先送り効果を予防効果として強調しすぎる反面、個々の患者の血圧治療の費用負担、副作用の危険などがあまり取り上げられず、全体としての幸せという視点が欠けているようにも思える。

現状を踏まえれば、少なくとも高齢者の高血圧は治療すべきだとか、治療を受けなければいけないなどという言い方は避けるべきだという気がする。先送りの効果がある以上、治療を受けたい人が受けられる世の中は必要だろうが、その反面、高齢者は血圧など気にせず、もっと別なことに関心を持って生きたほうがいいというような意見も、広く世の中に伝えられるべきではないだろうか。データはそう示唆しているのである。そうした動きが、お金も健康もつながりもありながら不安でたまらない高齢者の多くを少しは救うことになるのではないだろうか。

コレステロールについて

ここまでを読んで、高血圧だけを取り上げるのは問題ではないかという意見があるだろう。もっともな指摘である。血圧以外にもコレステロール、糖尿病、がん、様々な病気があり、それらに対する効果を総合すれば、もっと明確な「先送り」の効果があるかもしれない。それでは高血圧同様、コレステロールについても研究結果を見ていこう。

高齢者に対するコレステロール治療の効果を検討した最初の論文は二〇〇二年に報告されているPROSPER研究である。[10] 70歳から82歳の心血管疾患のリスクが高い高齢者を対象に、コレステロール低下薬であるプラバスタチン（商品名メバロチン）を飲むグループとプラセボを飲むグループを比べて、脳卒中、心筋梗塞がどれほど先送りできるかを検討したランダム化比較試験だが、脳卒中や心筋梗塞を約半年先送りするという結果だった（図4－4a）。

しかし高血圧治療とは異なり、寿命についてはほとんど先送り効果がないという結果である（図4－4b）。また、脳卒中や心筋梗塞を起こさない人に目を向ければ、薬を飲んでも飲まなくても、80％以上の人は4年間では心筋梗塞も脳卒中も起こさないという部分は同じである。

さらに二〇一七年には75歳以上の高齢者を対象にしたランダム化比較試験ALLHAT‐LLT研究の結果も報告されているが、心筋梗塞については1年の先送り効果を認めた（図4－5a）。反面、

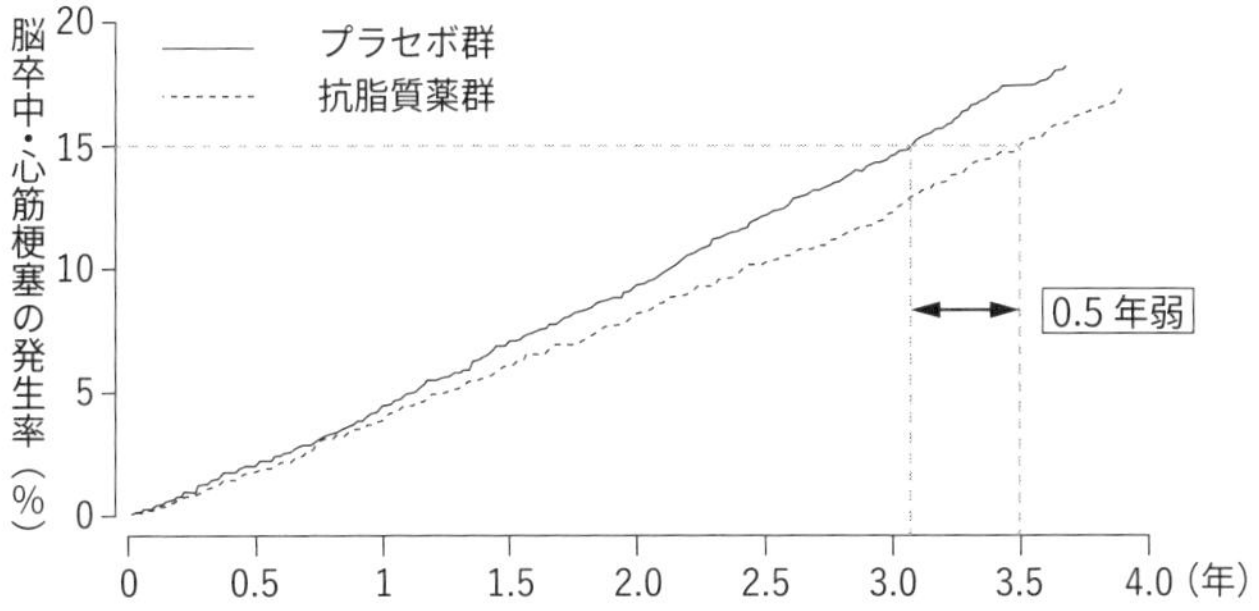

図4-4a　**高齢者に対するコレステロール治療の脳卒中や心筋梗塞の先送り効果**（出典：Lancet 2002; 360: 1623）

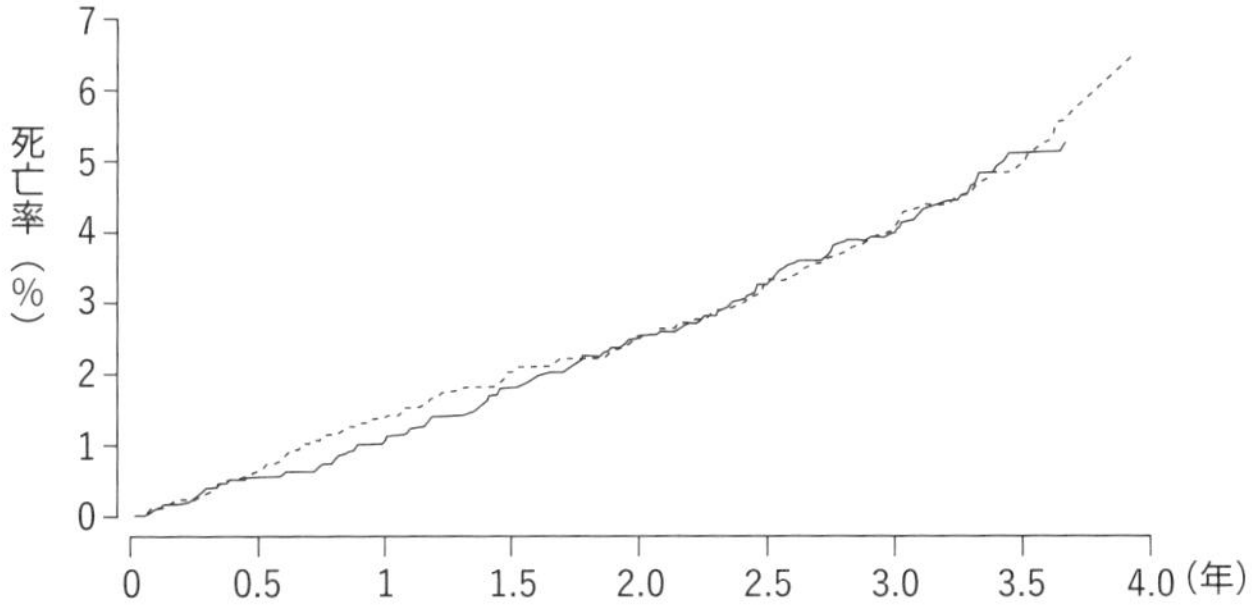

図4-4b　**コレステロール治療の死の先送り効果**（出典：Lancet 2002; 360: 1623）

寿命については約1年の短縮効果が認められる（図4―5b）という結果である。[11] 少なくとも死の先送り効果は明確でない。ここでも心筋梗塞になる人のほうがはるかに少なく、85％以上の人は6年間で心筋梗塞を起こしていない。

高齢の心筋梗塞や脳卒中のリスクが高いグループに属する人といっても、治療によって得られる効果は1年程度の先送りで、死については高血圧の治療ほどはっきりした効果は示されていないし、5年程度の間には心筋梗塞や脳卒中になる人、死ぬ人

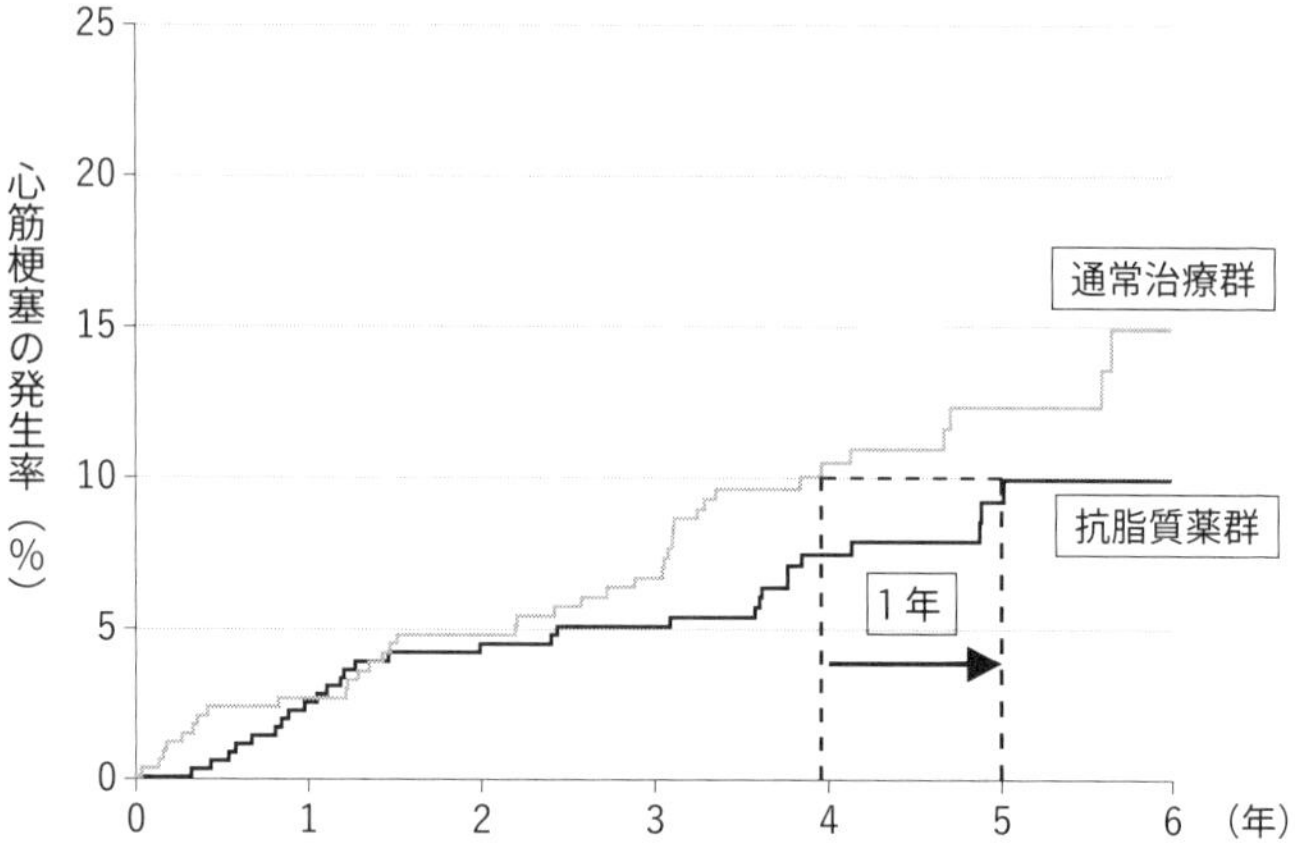

図 4-5a　**75 歳以上のコレステロール治療の心筋梗塞に対する効果**
（出典：JAMA Intern Med. 2017; 177:955）

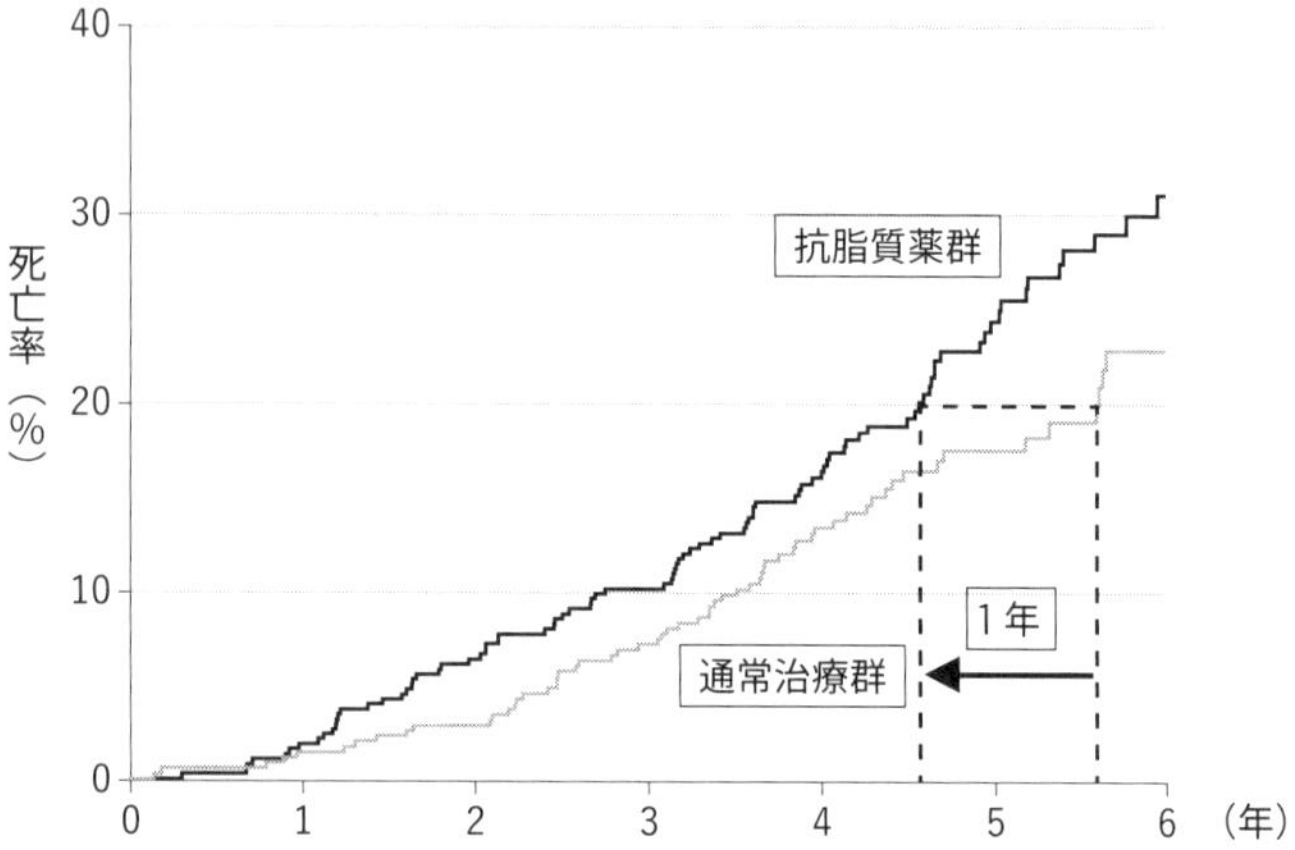

図 4-5b　**死亡に対する効果**（出典：JAMA Intern Med. 2017; 177:955）

のほうが10～20％と少数派なのである。

ここで示された研究結果からすれば、高齢者が高血圧とコレステロールを治療したところで、治療しない人と寿命にそれほど大きな差はない。何か不思議な感じがするだろうか。しかし、この結果は高齢になればなるほど病気や死亡の原因が多様になり、また心筋梗塞や脳卒中になってからの治療が進歩して、これらの病気が死なない病気になりつつあることからしても、心筋梗塞や脳卒中だけを予防したところで寿命に影響がないのは当然の結果ともいえる。

根拠のない説明をする医者

高齢者ほど血圧、コレステロールが気になる傾向にある。脳卒中で寝たきりになったらどうしよう。心筋梗塞から心不全になり、歩くのもしんどくなったらどうしよう。そしてその先には死の不安がある。私自身の日々の診療で耳にする心配事である。

しかし事実は、多くの研究結果から明らかになっているように、高齢になるほど、血圧も、コレステロールも大して重要でなくなっていくのである。にもかかわらず、世の中に流れている情報は、「高齢者ほど健康に気をつけよう」である。もちろん病気の先送り効果はあるのだが、その効果がどれほどかという情報はほとんどない。その効果は小さいので放っておこうという意見は抹殺されている。自己決定、選択が重要な社会なはずなのだが、その判断に必要な適正で十分な情報が、医療の側から与えられているとは言えない。

医学論文の細かい数字をほじくり返して、ああでもないこうでもないと解説してきたのは、どうしても避けることのできない部分であった。私自身の医療と死に関する考えと、ここに示したような医学論文の読み込みをしていたことには密接な関係がある。しかし一部の血圧やコレステロールの薬を処方する医者は、ここに取り上げられた個々の論文を読んでいなかったりする。そうなると、どうしても血圧は治療すべきものという前提を疑うこともなく、降圧薬を飲まないと脳卒中になってしまいますよ、死んでしまいますよという根拠のない説明をしてしまう。そしてその延長に、死を避ける社会が出現しているのである。

糖尿病では

高血圧、コレステロールに続き、糖尿病の治療による先送り効果も見てみよう。糖尿病は、脳卒中や心筋梗塞、手足の動脈閉塞などの大きな血管の合併症だけでなく、網膜症といって目の合併症のために失明したり、腎症のように人工透析が必要となることもある。神経障害のために手足がしびれ、痛みの感覚がなくなって、傷に気が付かず悪化させ、足の切断になる場合もある。高血圧や高コレステロールより面倒な状態といってもよい。それでは血糖の治療により、合併症がどれくらい先送りできるのかを見ていこう。

糖尿病では高齢者を検討した研究はほとんどない。そのため、ここに示すデータは一部に高齢者を含むものの、高齢者の特徴を示す結果とは言えない。二〇〇八年に報告されたACCORD研究は、平均62歳の糖尿病患者を対象とし、血糖の1、2カ月の平均値であるヘモグロビンA1c（HbA1c）がほぼ正常である6％を目指す集中治療と7％台の緩い標準治療の効果を比較したランダム化比較試験であるが、心筋梗塞や脳卒中の合併症が、1年程度先送りされる可能性を示している。ただこの結果は統計学的に明確な差ではなく、ほとんど先送りされない可能性もある(12)。さらに死亡についての結果を見ると、こちらはむしろ血糖の正常化を目指す厳しい治療で寿命が短縮していることが示されている。

この二つの結果をグラフで示す（図4－6a、b）。グラフで見ると、心筋梗塞、脳卒中の先送り効果は5年以内でほとんどなく、5年以降でようやく差が出ているように見える。ただこれは5年以上追跡された人数が数百人と少ないための偶然の結果かもしれず、はっきりした先送りの効果とは言えない。死に対する効果は、あまり差がないようにも見えるが、追跡期間を通じて厳しい治療で死亡が多くなっており、寿命の短縮効果ありという結果である。しかし、グラフで示された視覚的な印象で言えば、厳しい治療と緩い治療には、心筋梗塞や脳卒中に関しても、死に関しても、それ

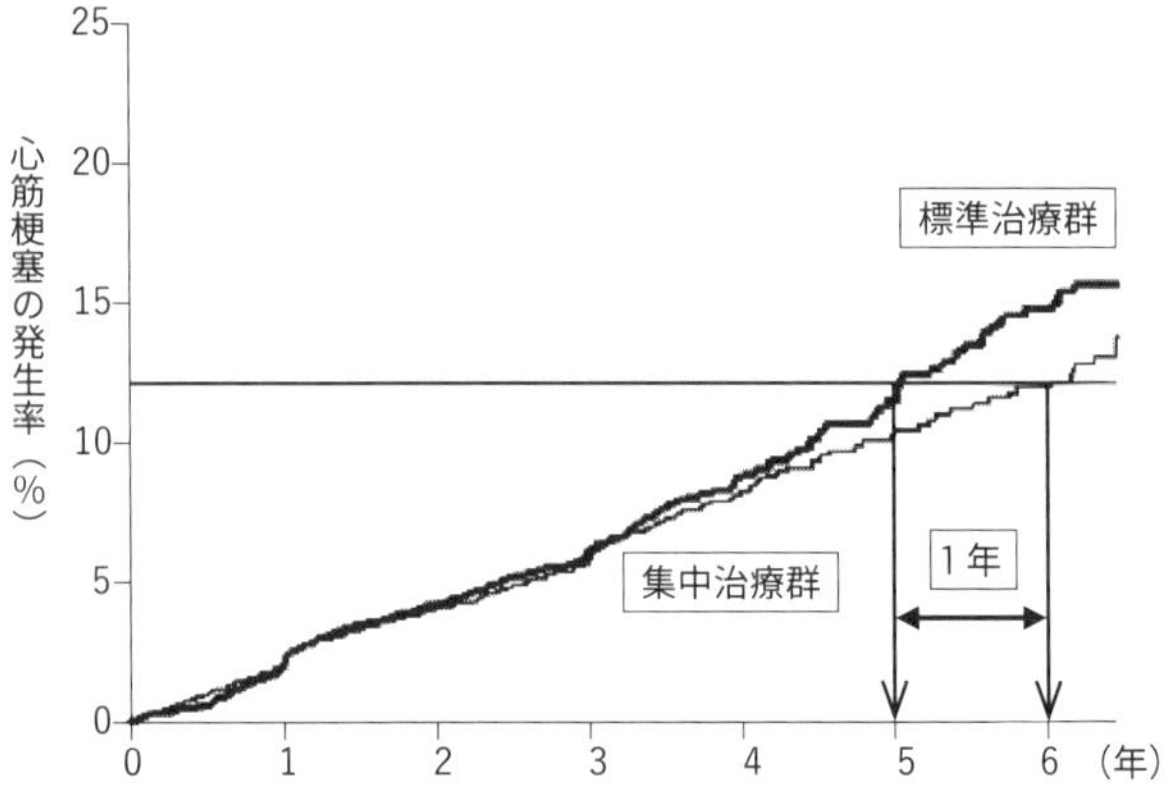

図 4-6a　**血糖治療の脳卒中、心筋梗塞に対する効果**
（出典：N Engl J Med 2008;358:2545）

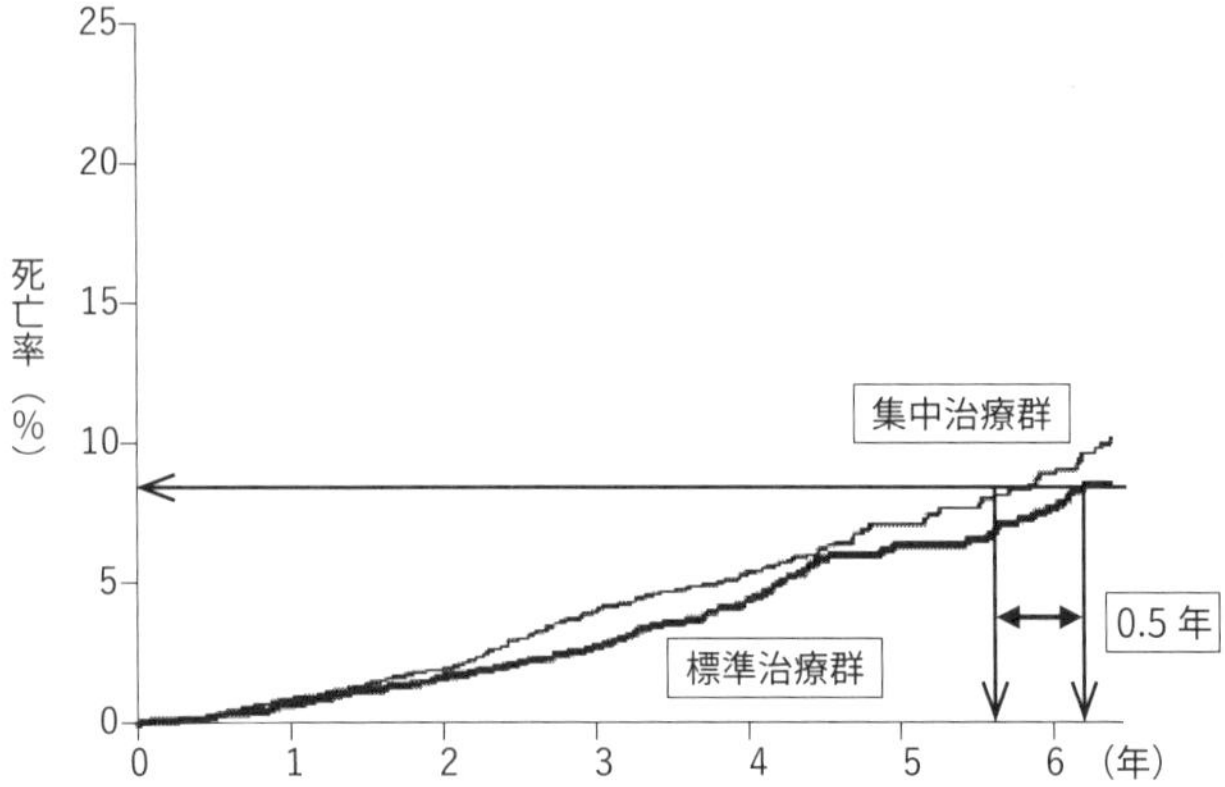

図 4-6b　**死に対する効果**（出典：N Engl J Med 2008;358:2545）

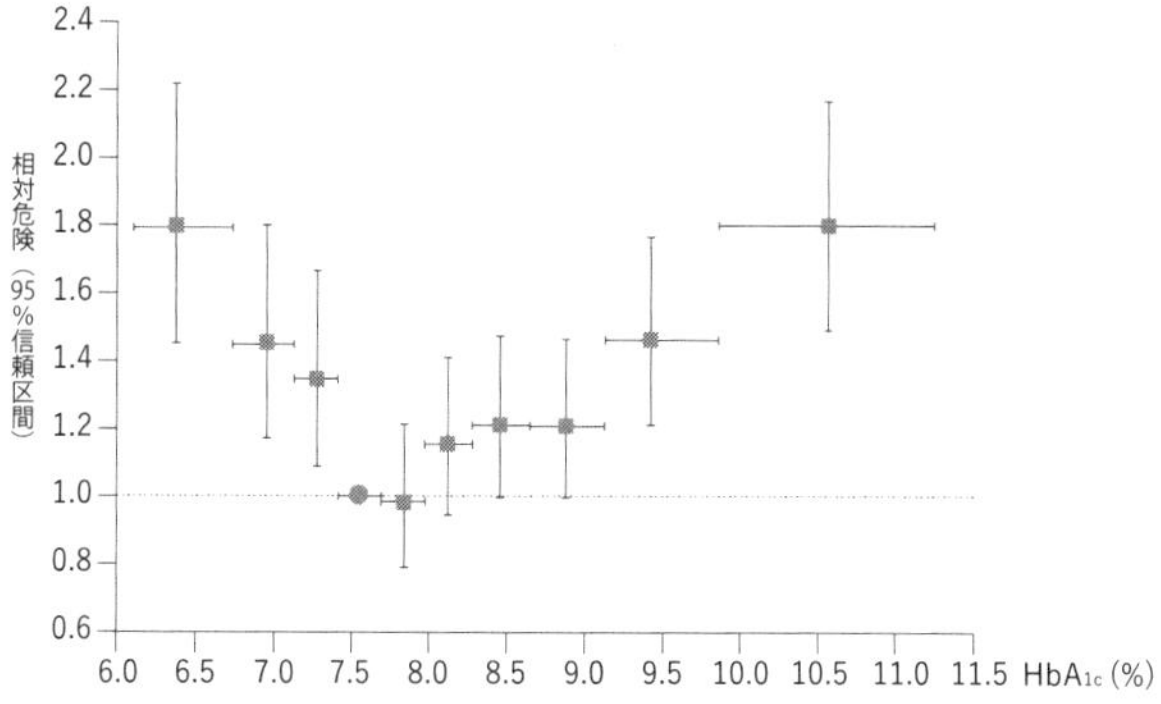

図 4-7　インスリン治療中患者の HbA1c と死亡の関係
（出典：Lancet. 2010;375:481）

ほど大きな差はないといってもよい結果だ。

さらにこの結果は、最初に示したように高齢者での結果ではない。高齢者になれば、高血圧の結果同様、その効果はより小さいものになることが予想される。

また高齢者でもなく、ランダム化比較試験の結果ではないが、治療中のヘモグロビンA1cの平均値と死亡の関係を検討した研究がある。[13] この研究の対象のうちインスリンで治療している人に限ると、ヘモグロビンA1cが10・5％と高い人だけではなく、正常である6・5％未満の人で死亡の危険が高いことが示されている。最も死亡リスクが低いのはヘモグロビンA1cがやや高めの7・5％～8％あたりにあることがわかる（図4－7）。血糖を正常化するような厳しい血糖治療は、合併症を先送りする反面、寿命を縮める可能性が複数の研究で示されている。

糖尿病治療と幸せ

高齢者を対象に治療効果を見た研究はほとんどないが、年齢ごとの糖尿病の死亡リスクの違いを見た研究がある。[14]

この研究では、糖尿病の死亡に関連する五つのリスク因子（ヘモグロビンA1c、LDLコレステロール、蛋白尿、喫煙、血圧）の数と死亡の関連を年齢ごとで比較しているが、55歳未満の糖尿病患者では、五つのリスクがあると死亡リスクが4・99倍になるが、80歳以上では五つのリスクを持っていたとしても1・39倍高いに過ぎないことが示されている。

ヘモグロビンA1c、コレステロール、血圧のいずれもが高く、喫煙し、蛋白尿がある80歳以上の糖尿病患者とそれらを持たない80歳以上の糖尿病患者の寿命の差は、案外小さいのである。もちろんこれはリスクを持っていても大丈夫というより、リスクを持っていても大丈夫な人たちだけが生き残った結果という面がある。しかし、高齢でリスクを持ちながら元気な糖尿病の人は、いまさらリスクを改善する努力をしても、それほど大きな効果はないということでもある。

糖尿病治療の負担はかなり大きい。食事の制限、運動の必要、薬や注射の治療、医療費の負担、低血糖などの副作用の危険、定期的な通院と検査、そこで失われるものも大きい。それを上回る効果がなければ、とても耐えられそうにない大きな負担である。しかし、高齢者の糖尿病治療に限らず、血糖を正常化させるような厳しい血糖治療は、合併症予防効果も意外にわずかで、寿命に関しては縮める可能性さえある。証拠があるわけではないが、この治療の大きな負担で寿命が縮まっているという気もしないではない。

高齢者になればなるほど、これほど大きな負担を強いられるくらいなら、むしろ早く合併症が起き、結果的に寿命が縮んだほうが幸せかもしれない。70歳でどうか、80歳ではどうか、90歳でどうか。境目がはっきりしているわけではないが、どこかで厳しい治療は捨て去って、ほどほどの治療で食事やおやつを楽しむほうが、幸せなのではないか。別に治療を緩めるのが70歳だから早すぎるというほどでもない、80、90歳にもなればむしろ遅すぎる、というのが、研究結果を知らされたときに大部分の高齢者が感じるところではないだろうか。

しかし現実には、多くの高齢者が、健康で長生きを目指して、血糖を正常に近づけようと頑張っていたりする。ここで紹介したような研究結果が、多くの高齢の患者には届いていない。むしろそれを阻むような社会がある。例えば、薬の売り上げが減ると困る製薬メーカー、患者が減ると困る医療機関などである。患者の幸せより、製薬メーカーや医療機関の利益に重きを置く社会システムがある。

血液サラサラの効果

外来でしばしば、「年を取ったのでそろそろ頭の検査をしておいたほうがいいでしょうか」と質問をされる。私は即座に「しないほうがいいですよ」と応えるのだが、多くの人が不審な顔をする。自分はあまり検査なんかしたくないけど、医者は検査をしたほうがいいと言うに違いないと思っていたところ、反対に医者の方からしなくていいと言うからだろう。

「頭の検査」とはMRI（磁気共鳴画像）のことだ。何の症状もない高齢者にMRIで脳を検査すると、70歳代では30％に脳梗塞のあとが見つかる。すると、「次の脳梗塞を予防するために、血液サラサラの薬を飲みましょう」と予防治療が始まる。多くの人は、「知らないうちに脳梗塞になっているなんて恐ろしい。早期発見により、治療を始められてうれしい」ということになる。

その「うれしい」の実際はどうか。そこで脳梗塞の症状を起こしたことがない人に対する血液サラサラの薬の先送り効果についてもみてみよう。70歳以上の高齢者を対象にして、血液サラサラの薬の一つであるアスピリンを、プラセボと比較したランダム化比較試験ASPREE研究の結果が二〇一八年に報告されている。[15] その結果を図4―8a、bに示すと、死亡、認知症、身体能力の障害を合わせたものの先送り効果は認められていない。さらに寿命についてはむしろ短縮するという結果である。

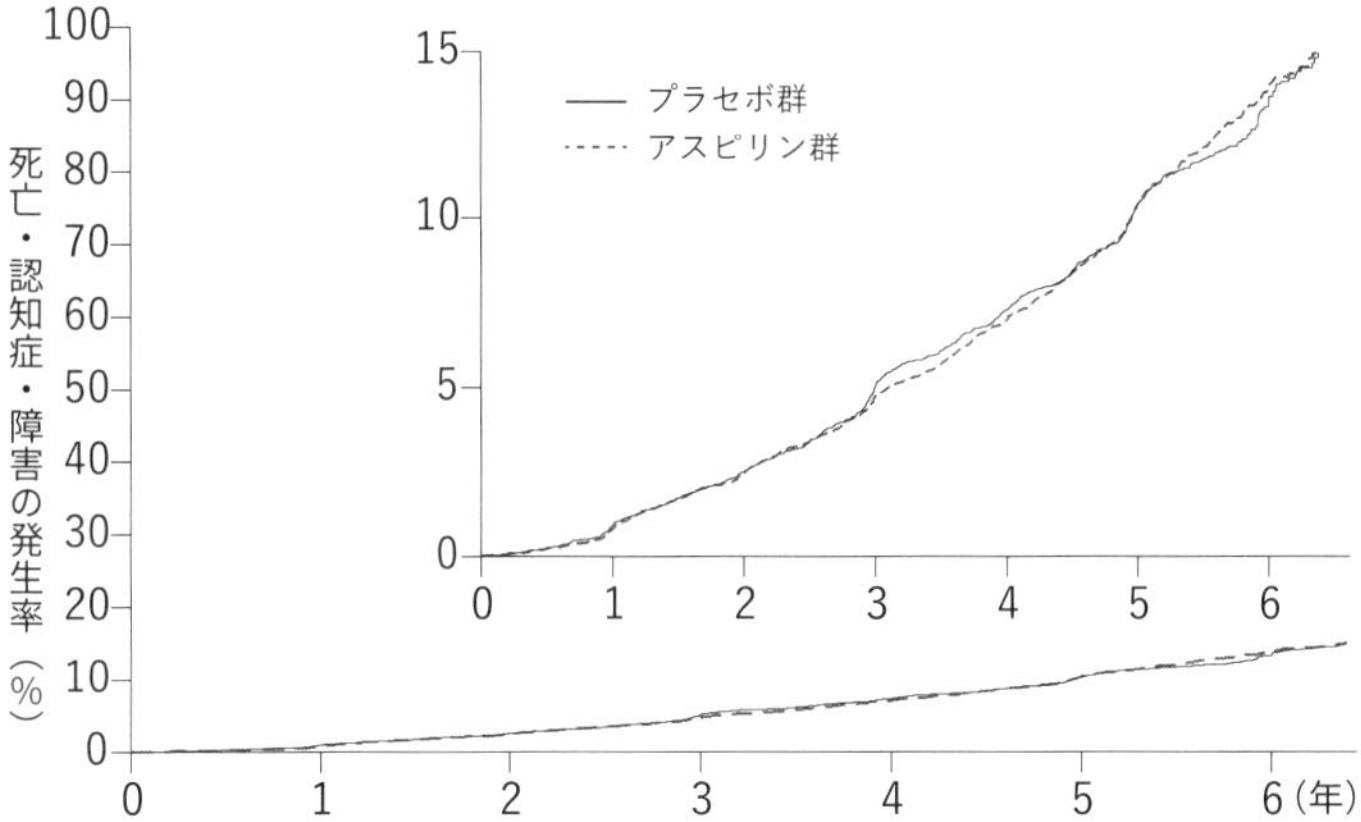

図 4-8a　**抗血小板薬の脳卒中に対する効果**（出典：N Engl J Med 2018;379:1499）

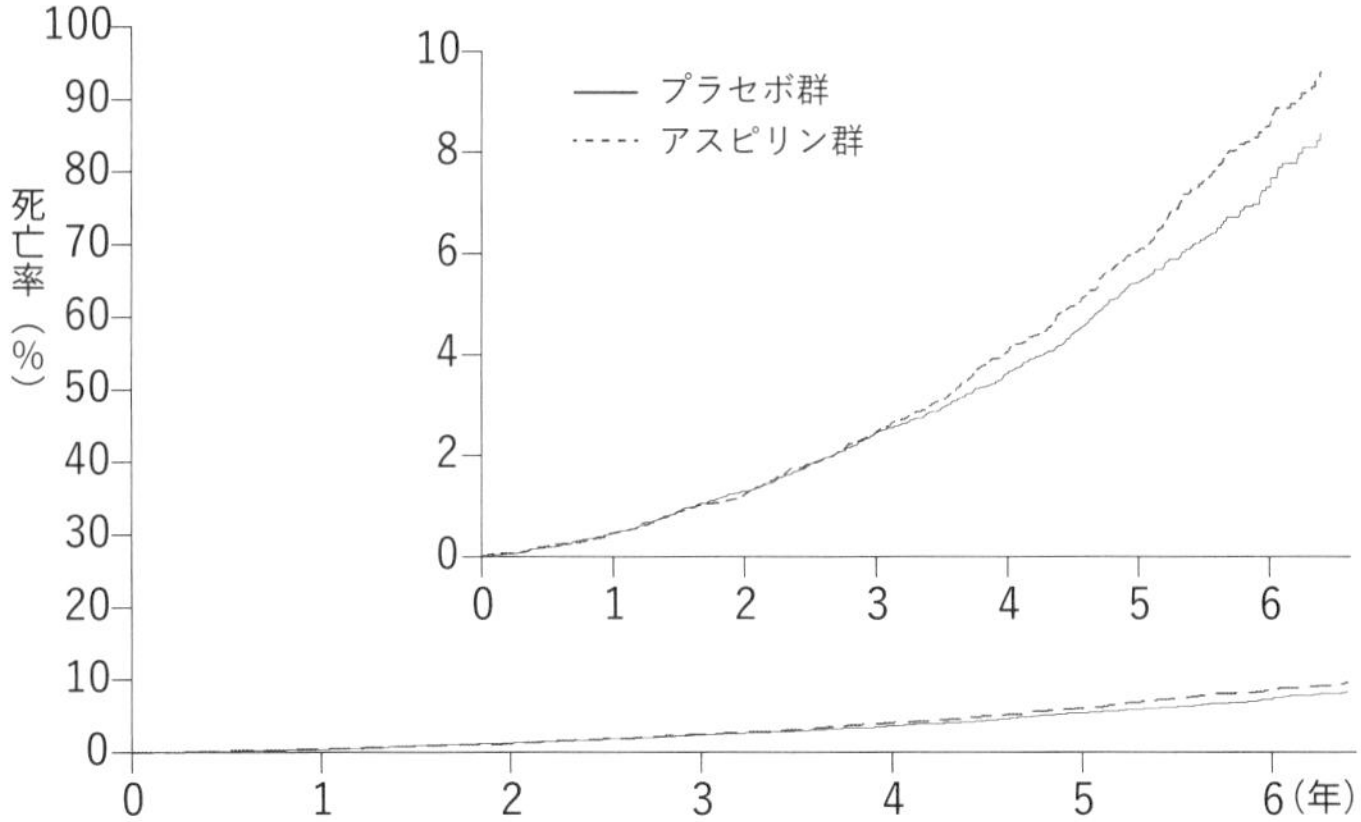

図 4-8b　**抗血小板薬の死亡に対する効果**（出典：N Engl J Med 2018;379:1499）

そもそも血液サラサラの薬というのはイメージに過ぎず、実際は血小板という血液を固まらせる細胞の作用をブロックして、血液を固まりにくくする薬、抗血小板薬と呼ばれる薬だ。つまり血が止まりにくくなって出血の危険が増す薬なのである。事実この研究においても重症な出血が1・38倍に増えている。

既に心筋梗塞や脳梗塞を起こした人に対する血液サラサラの薬の先送り効果は出血の害を上回ることが示されている。逆に無症状で元気な高齢者については、先送り効果がないばかりか、寿命を縮める可能性まで報告されている。健康のためと思って頭のMRIの検査をすると、余計な治療を受けるだけかもしれない。頭のMRIで予防的に検査をするのは、脳動脈瘤の検査をして予防的に手術をする場合だけにしか価値がない。古い脳梗塞が見つかっても放置すればよいのである。

既に述べているように、多くの高齢者がアンチエイジングに取り組みたいと思っている。そこに市場が生じる。だから多くの人が様々なアンチエイジングらしきものを勧めてくるのだが、MRIで早期に脳梗塞を発見して、血液サラサラの薬で脳梗塞を先送りしようというアンチエイジングは、アンチエイジングではなく、出血を増やす分、エイジングに加担する治療である。

脳卒中の不安に対する対処は、医療者の大きな仕事の一つだ。MRIの検査を勧めることで、その場の安心を一時的に得ることはできるが、将来の不安は解決されない。最終的には血液サラサラの薬の副作用による脳出血などで、かえってエイジングを進めることになりかねない。脳梗塞が不

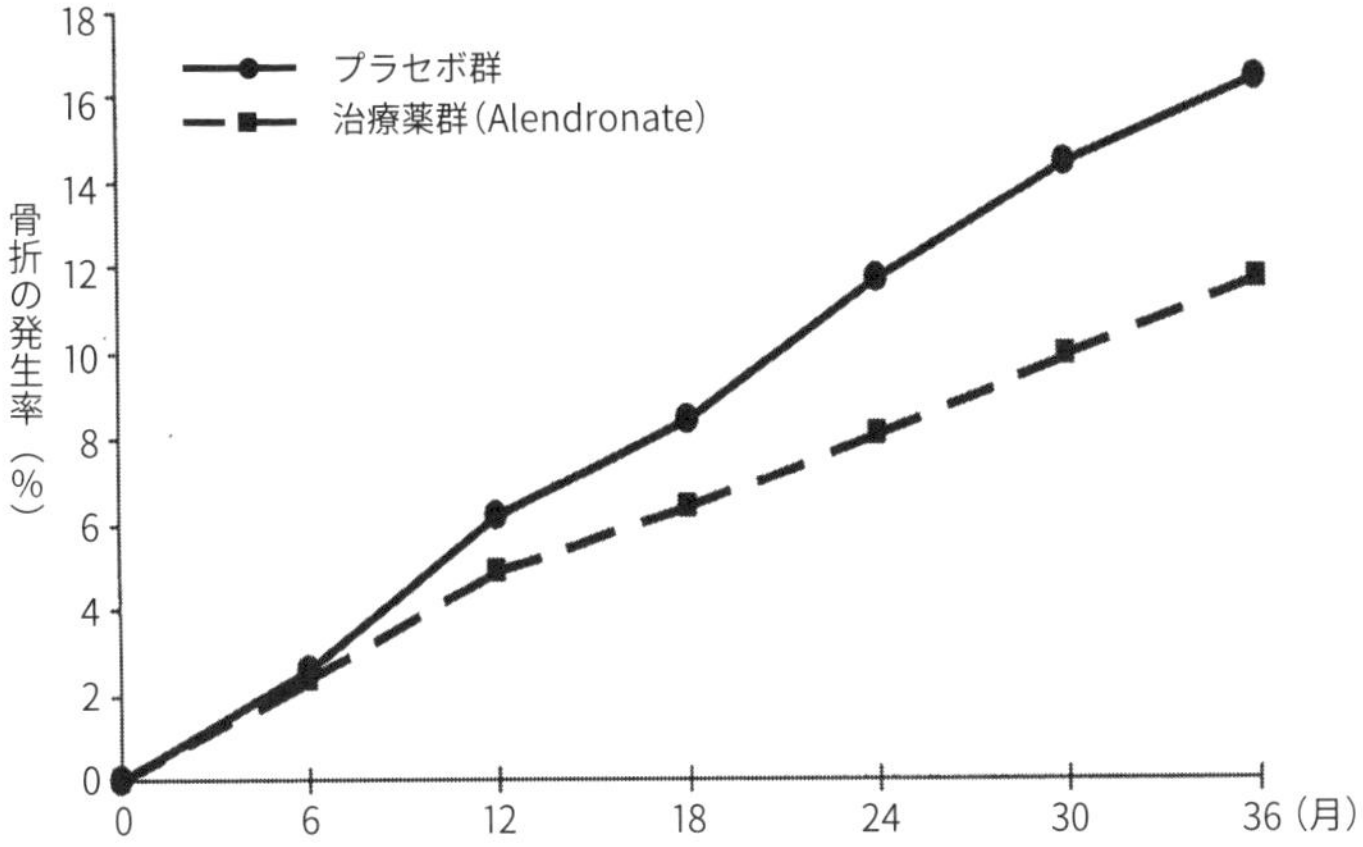

図 4-9　**骨粗鬆症の治療による骨折に対する効果**
（出典：J Clin Endocrinol Metab 2000; 85: 4118）

安だからＭＲＩ検査をしておこうなどという考えは、治療による副作用を無視した短絡的思考と言うしかない。短絡的にしか考えられないほど、不安を生み出す社会があるのだ。医療を受けることが幸せにつながるどころか、不幸を生み出している。

骨粗鬆症

高齢者に多い骨粗鬆症《こつそしょう》の治療による骨折の先送り効果についても見てみよう。この研究はＦＩＴ研究と呼ばれるが、55歳から80歳の骨粗鬆症の患者を対象に、ビスホスホネートという薬の効果をプラセボと比較して検討している。[16] それによれば脊椎骨や大腿骨頸部骨折を含むすべての骨折を、やはり1年程度先送りすることが示されている

（図4－9）。

高血圧やコレステロールの治療効果とほぼ同じ結果である。80歳で骨折するか、81歳で骨折するかというのは大きな違いでないと感じる人が多いかもしれない。また、80％以上の人は3年ほどでは骨折を起こさないというのも同様で、治療効果がそれほど大きくないことを示している。またこの薬には、顎骨壊死という顎の骨が腐る重大な副作用もある。5年以上の長期の使用で、大腿骨の頸部以外の骨折が増えるという報告もある。[17]

加齢による骨折のリスクの上昇ははっきりしている。そのリスク上昇の傾向に比べれば、治療効果はずいぶん小さい感じがする。薬を飲もうが飲むまいが、その右肩上がりの方向性には変わりがない。アンチエイジングといっても、加齢による右肩上がりが右肩下がりになるわけではない。老化を止めることはできない。あくまで先送りできるだけという事実がここでも繰り返し示されている。

治療を勧める世の中に対し、私もひたすらこちらの主張を繰り返すしかない。世に流れる情報は偏っている。とにかく治療して骨折を予防すれば、それが老後の幸せを保証するというが、それは一面的な見方に過ぎない。別の見方をすれば、治療してもしなくても大して変わりはないし、医療を受けないで済むだけ幸せかもしれない。自己決定というのであれば、どちらの情報もきちんと示したうえで、選択できるようにすべきではないか。とはいえ、情報がきちんと届けられると、実際にはどちらとも決められない困った状況になるかもしれない。それならいっそのこと、どんな治療をしたって、たいして変わらないという情報だけ流す世の中というのも案外いいかもしれない。

認知症の治療効果

最後に認知症の治療効果についてみておこう。これまでの高血圧、高コレステロール、糖尿病などと違い、認知症の治療は将来の病気の先送りではなく、現在の症状に対する効果が問題になる。しかし、症状を改善する効果は認められず、悪化の速度を穏やかにするという効果があるに過ぎない。ただ進行を遅らせるという効果を先送りと考えれば、同じように検討できる。

それでは二〇一二年に報告された、中等症から重症のアルツハイマー型認知症（30点満点のMMSEという認知症スケールで5点から13点）を対象に、ドネペジルとメマンチンという薬の効果をプラセボと比較したランダム化比較試験DOMINO研究の結果を見てみよう[18]。

プラセボを飲んだグループでは1年後には30点満点のスケールで平均6点の悪化が見られたのに対し、ドネペジル群、メマンチン群、併用群の3群とも3〜4点の悪化にとどまっている。悪化の度合いが2〜3点少ないという結果である（図4－10）。3点の悪化を8カ月程度先送りすると表し

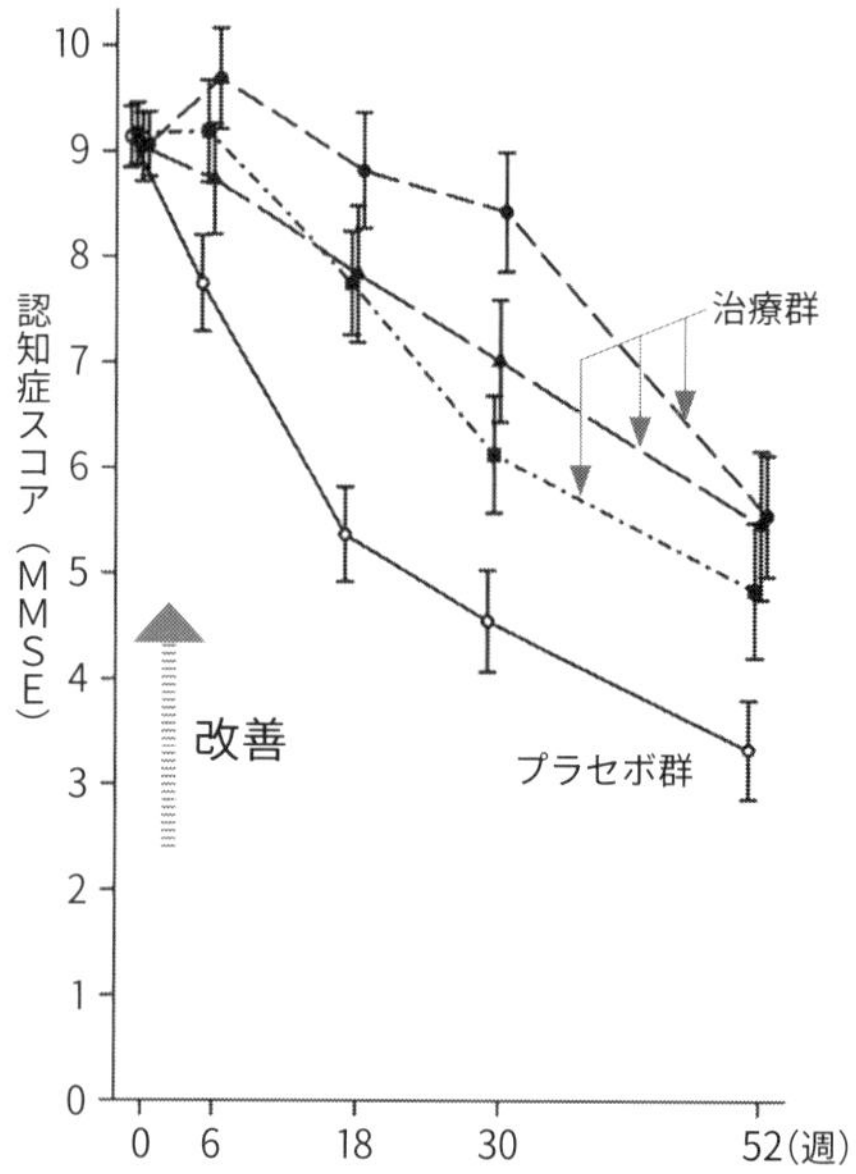

図 4-10 認知症の薬の認知症スコアに対する治療効果
（出典：N Engl J Med. 2012;366:893）

てもいいだろう。1年後にはプラセボで10点から4点に悪化する人が、薬の服用で10点から6～7点への悪化にとどまるとも言える。

しかし、この4点の人と7点の人を目の前にしてみても、恐らく全く見分けはつかない。その程度の差である。さらには、この先送り効果は、進行を遅らせる分、認知症で苦しむ時間を長引かせるという面もある。これは、高血圧や高コレステロールの治療との大きな違いでもある。高血圧や高コレステロールの合併症先送りは、元気な時間を長くする効果があるが、認知症の先送りは、徐々に物忘れが進行する苦しい時間を長くするだけかもしれない。

認知症の薬によって認知症のスコアが改善することはない。悪化するばかりだ。ただプラセボより悪化のスピードが遅いというだけである。現実にはプラセボを飲んでいる自分と比較することはできないので、ただ自分自身の悪化があるばかりだ。薬を飲んでいるので進行が遅くなっているはずだという慰め程度の効果があるに過ぎない。

3点の差に意味があるか

30点満点の認知症スコアの3点の差をもって、認知症の薬は効果があるという。もちろんその通りだ。しかし、3点の差が重要という背景には、認知症の進行に対する差別意識が見え隠れする。実生活ではっきりしないような差、つまりスコアで1点でも、2点でも、3点でも少しでもいいほうを望む。

こうした小さな差を重視するのは、認知症が進行したら大変だ、ボケたら死んだも同然だ、というような気持ちがあるからではないだろうか。しかし、その認知症の小さな進行を問題視することこそ、認知症患者の日々の生活を困難にしている最大の要因である。

ちょっとボケたって大丈夫だよという世界と、スコアで3点でも進行するのは困るという世の中と、どちらが認知症患者にとって住みやすい世の中だろうか。前者のほうが住みやすいに決まっている。しかし、認知症の進行を先送りする薬の出現は、むしろボケたら困るので薬でもなんでも使って、少しでも進行を食い止めなくてはいけないという方向に向かわせる。そして、それが認知症患者を追い詰める。薬を使っても徐々に悪化するしかないし、薬の効果は先送りに過ぎないのだから。これもまたアンチエイジングの行きつく先である。

ポリファーマシーの問題

一つひとつの先送り効果は小さくても、それを積み重ねて全部やってみるという選択肢もある。塵も積もれば……という足し算のアプローチだ。高血圧、高コレステロール、糖尿病、抗血小板薬、認知症と治療効果を検討してきたが、小さいながらそれなりの病気の先送り効果はある。寿命の延長というと微妙な治療もあるが、寿命よりも生きている間の病気が少しでも先送りできて、それで得られた1年なり2年をできる限り楽しみたいというのであれば、血圧の薬も、コレステロールの薬も、糖尿の薬も、抗血小板薬も、骨粗鬆症の薬も、認知症の薬も全部飲むという選択肢は「検討の余地あり」かに思える。ただすべてについて1種類ずつだとしても6種類の薬を飲むことになる。

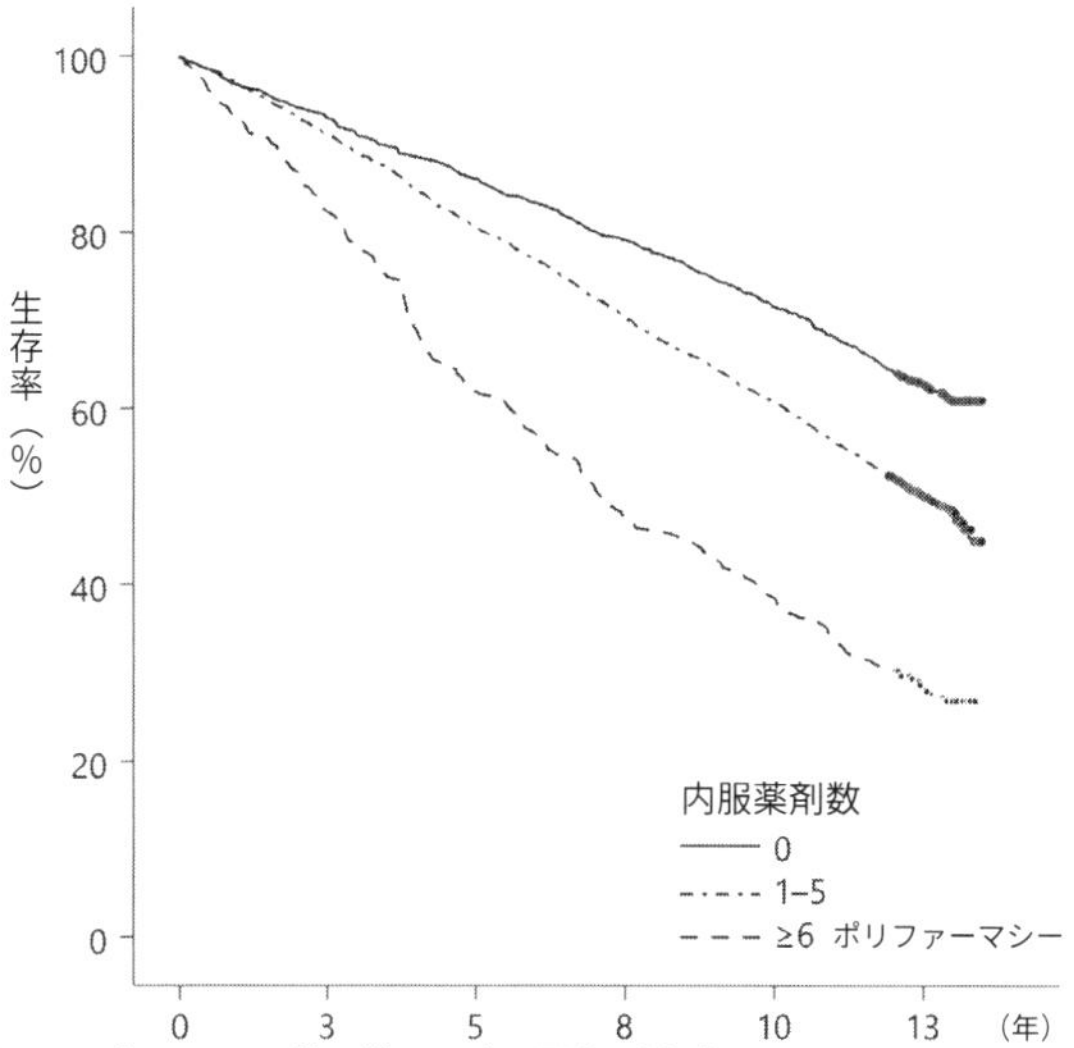

図 4-11　飲んでいる薬の数と死亡の関係（出典：Gerontology 2015; 61: 301）

６種類はそれほど多くないという感じもするが、高齢になって、多くの病気を抱えるようになり、それぞれの治療のためにどんどん薬が増えて、服用が容易でないほどの多すぎる薬が高齢者に処方されていることが問題になっている。これをポリファーマシーと呼ぶ。ポリファーマシーとは、「ポリ（多くの）ファーマシー（調剤）」という意味である。そのポリファーマシーについての研究結果をお示ししよう。

この研究は65歳以上の高齢者を対象とし、服薬する薬剤の数と死亡の関係を検討した研究である。[19] それによると、６剤以上薬を飲む人の死亡率が最も高かったという結果である（図４−11）。13年の追跡で薬の服用のないグループでの死亡率が40％、５剤までの人で

60%、6剤以上飲む人では80%という結果である。もちろんこれは多くの病気があるためにもともと寿命の短い人が多くの薬を飲んでいるので、寿命の短い人ほど結果としてたくさんの薬を飲んでいるという因果の逆転かもしれない。

しかし、この研究では背景の病気の重症度などで補正した後も6剤以上内服している人で1・83倍も死亡リスクが高いという結果である。少なくともたくさん薬を飲んでいるから死が先送りできるということはなさそうだ。

効果が期待されるすべての薬を飲んで、少しずつの先送り効果を積み重ねて合計したとしても、多くの薬を飲む負担が増すことは明らかだが、それを上回るほどの先送り効果があるかどうかは、はっきりしていないのである。はっきりしないだけでなく、むしろ足し算の和がマイナスになる可能性が高い。それなら、薬を減らすことで幸せを目指すほうが容易な道かもしれない。

後期高齢者健診の効果

先送り効果がありそうな薬を全部飲むのはどうやら避けたほうがよさそうだという結果である。それでは高齢者の健診はどうなのか。血圧を測ってしまうとどうしても高いのが気になる。コレステロールも血糖も同様だ。少なくとも検査によって不安が増す。その不安を上回る病気の先送り効

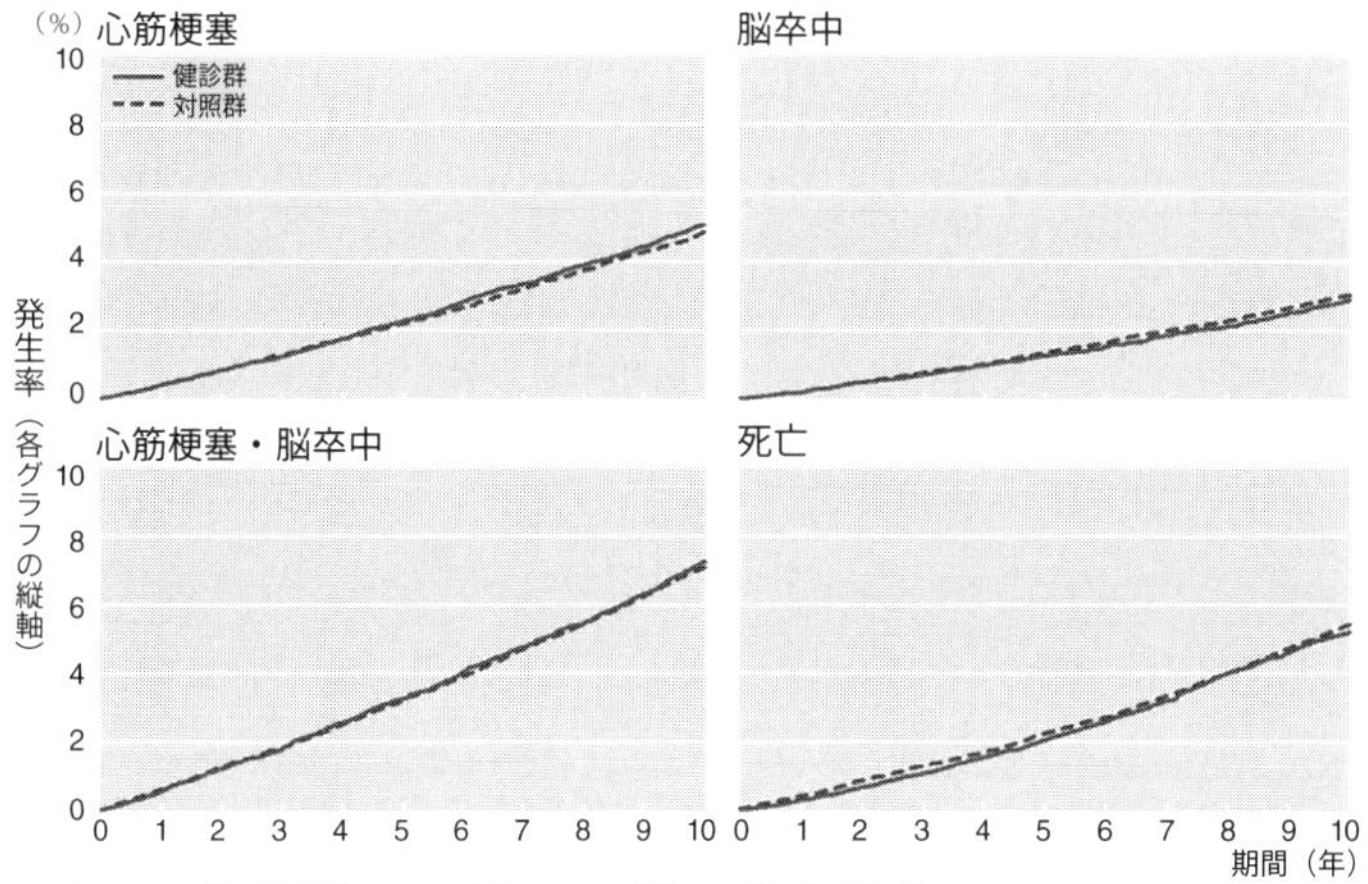

図4-12　**住民健診による病気、死に対する効果**（出典：BMJ 2014;348:g3617）
両群の曲線はほとんど重なって1本に見える

果や寿命の延長効果は見られるのだろうか。

現状では後期高齢者健診がすでに全国で行われていて、75歳以上の人には市町村から健診を受けてくださいという通知が届く。多くの人は受けなくてはいけない、受けたほうがいいと思ってしまう。こうした健診にはどのような効果があるのだろうか。こうした住民健診の効果についても、ランダム化比較試験で検討されている[20]。

この研究は高齢者ではなく30歳から60歳の成人が対象で、身長、体重、ウエスト、ヒップ、血圧、心電図、総コレステロール、血糖、肺機能による健診と健診を受けないグループで心筋梗塞の予防効果が比較されている。結果を図4−12に示すが、健診を受ける群と受けない群のグラフはほとんど重なっており、心筋梗塞のみならず脳卒中、死亡についても先送り効果は全く見られないという結果である。60歳以下の成人でも差がないことを考えると、高齢者で差が出るとは考えにくい。研究結果に反して、今の社会は75歳以上に毎年健診の受診を勧める。無駄と分かっている、あるいは少なくとも効果があるとは言えない後期高齢者健診に、莫大なコストを投じるのはいったいどういう根拠からなのだろうか。一時的な高齢者の不安にこたえるということだろうか。しかしその一時的な効果は最終的には必ず反転する。死に対する恐怖や寝たきりの不安を増強する。健診を受けていつまでも健康にという方向に高齢者を引っ張ると、当然最終的にはそれが仇《あだ》となる。そこを見ないで、その場の不安だけに対応する一時的な目くらましに過ぎないことを公費で行っている。国や自治体も費用を負担しているので、誰にもメリットがないことを延々続けているという状況である。

加齢、老化に立ち向かわせようとする世の中

高齢者の健康は、様々な治療をしても、しなくても、徐々に悪化していくことに違いはない。悪化のスピードに少し差があるくらいだ。加齢、老化は圧倒的にインパクトのある要因で、それに匹敵する医療は未だない。多くの研究で、医療は高齢者の健康に大きくは寄与していないという事実が示されている。しかし、その事実はあまり世の中に知らされない。私のようなちょっと変わった

医者が指摘するくらいだ。

アンチエイジングという方向性に将来的な希望はあるのかもしれないが、現時点ではほんの一過性の希望をもたらすに過ぎない。研究を参照するまでもなく、人は老い、死ぬのである。いわゆるアンチエイジングにしろ、高齢者に対するアンチエイジング的な医療にしろ、それによって老化や死の問題が解決されるわけではない。言われてみれば当たり前ということではある。が、現実には、アンチエイジングを謳うような健康産業は、種々色とりどりのサービスや商品を乱発し、高齢者の多くが医療機関に通院し、多くの薬を飲み、国は莫大な医療費をかけている。

それをさらに推し進めようという動きも活発だ。ボケないために、脳卒中や心不全にならないために、寝たきりならないために、その結果として幸せな老後を手に入れるために、そういう言葉が世の中にあふれている。先の研究結果が広がらないのとは対照的である。ここで紹介したような研究結果が広く知られれば、何をやっても大した違いはないことがわかるわけで、アンチエイジングを推し進めようという動きを阻害する。

正反対の意見なので、どちらかの情報が抑制されないと世の中が混乱してしまう。そこで現実に抑制されるのは、何をやっても大した効果はないという研究結果のほうである。あるいは抑制はされなくても、1年の先送り効果が、さも大きな効果のように知らされる。多くは「高齢者であっても高血圧の治療によって脳卒中が予防できる」、そういう語り口で情報が流される。ここで使っている「先送りする」というような言い方はほとんど耳にしない。実際の論文もそのようには書かれない。「本研究によって、高齢者であっても、コレステロール低下治療により心筋梗塞の予防効果が示された」と書かれるのがほとんどだ。

自己決定と言うけれど

どんな医療を受けるか、決定権は患者にある。医者の言う通りにするというのに比べればずいぶんいい時代が来たように思われる。ところが、自己決定とか自己選択と言っても、高齢でも健診を受けるべき、治療も受けたほうがいいという情報ばかりが入ってくるので、健診は受けておこう、高血圧の薬は飲んでおこう、コレステロールの薬は飲んでおこうということになりがちだ。それはあたかも自己決定をしているかのように仕向けられて、実は医療機関が儲かるように、薬や健康食品が売れるように、健診業者が事業を継続できるように、操られているのかもしれない。ここにあるのは、極端に言えば自己決定というより、医療産業を支えるための自己決定と医療化のすり替えに過ぎない。もちろん私が提供する情報に操られて、健診も受けないし、薬も飲まないというのもまた自己決定とは言えない。

それではいったい自己決定とは何なのだろう？　目の前の医者の言うことを聞くだけというひど

い状況からは逃れたが、結局社会の言いなりになっているだけではないか。不十分な情報や偏った情報しか届かなければ、自己決定など幻に過ぎない。医療における自己決定のためには、患者自身が医者以上に勉強する必要がある。しかし、こうして医者として多くの論文を読み、患者を診察しながら勉強している私が自己決定できるかというと、必ずしもそうではない。

自己決定を奨励する社会的な動きは確かにある。事前指示書とか事前指示計画と言って、自分自身の最終的な局面において、どこまでの医療を受けるか、あるいは受けないか、病院で死にたいか、在宅で死にたいかというような意思表示をしておこうという大きな動きがある。そこではとにかく医療を受けようという先ほどの方向とは逆に、医療を受けて長生きをしたって仕方がないというような意見が前面に出てくる。延命治療は受けたくない、病院でなく在宅で、医療よりは介護福祉で、という方向である。こうした意見の反転はいったいどこで何が起こってのことなのか。これは先ほどとは逆に、医療費を削減しようという流れの反映に過ぎないのかもしれない。大多数の人に医療化による過剰な医療の提供を進める反面、高齢者の医療を削減しようとする世の中が顕在化しているとも考えられるのだ。

死が迫ってはいない状況での血圧治療、コレステロール治療も、先送りという意味では、延命治療に過ぎない。高血圧の治療を始めるにあたって、事前指示書を要求することはないが、別に要求してもおかしくはない。それだって延命治療に過ぎないのだから。にもかかわらず、それは延命治療とは受け取られない。その違いは何か。なぜそうなるのか。

ここには、医療側の問題を、自己決定をちらつかせながら患者の問題へとすり替えていく危ない構造がある。本書もその例外ではない。高齢者に対する様々な医療に、明確な効果があるにしろ、ないにしろ、専門的な論文結果に依存すること自体が、自己決定から遠いところにある。医療によって合併症が100%予防できるとしても、医療をうけない権利が保障されなくてはならない。自己決定とはそういうものだ。しかし、多くの人は、医学論文やそれを元にした外部の情報に左右される。左右される以上、医療を受け健康長寿に向け頑張るだけではなく、頑張らない選択肢も同じように示される必要がある。

自立した老人から死へ向かうプロセス

高齢者になれば、高血圧、コレステロール、糖尿病、骨粗鬆症、認知症、いずれの治療も、先送りのための治療、つまり延命治療に他ならない。それで病気が予防できるわけではない。いずれ脳卒中になり、心筋梗塞から心不全となり、認知症になり、骨折を起こし、さらにはそうした病気にならなくても、徐々に衰えて介護が必要な状態になる。90歳を超えれば65%以上で介護が必要となる。

高齢といっても、元気なうちはできるだけの医療を受けて、最後の最後には延命治療を避けて死ぬ、というのが、最期へ向けての期待を抱きがちなイメージかもしれないが、実際に起きているプロセスと異なる。実際はもっと穏やかな変化が基盤にある。治療し、予防するための医療と延命治療の境界は曖昧である。最期をどう迎えるかという取り組みは、死が迫っていると思えない早い時期から始まっている。死を目前にした延命治療も元気なときの高血圧やコレステロールの治療も、本質的には同じものなのである。

そうはいってもやはりできるだけ病気は先送りしたい。介護が必要になる時期は遠ざけたい、という人も多いだろう。

ここで言いたいことは、先送りはやめようということではない。先送りを頑張るばかりが道ではない。先送りくらいならそんなに頑張らなくてもいいじゃないかと言いたいのである。先送りしようがしまいが、どちらでもいいということである。最終的には、下り坂になるほかないのだ。どう下っていくかを考える以外にない。それは先送りしてもしなくても同様である。本書で取り扱うのは、先送りをするかしないかということではなくて、どんなに先送りしても、やがてやってくる下り坂、そして死について、どう向き合い、どう下っていくか、どう死ぬかということなのである。

「寝たきり欲望支援」から「安楽寝たきり」へ

老いる際に起きること

ここではまず、徐々に動けなくなるという老いの現実を、具体的に示すことから始めたい。第3章で見た平均寿命と健康寿命の差をもう一度見てみよう。その差は男性では8・84歳、女性では12・35歳、70歳前後で介護が必要な状態となり、徐々に介護の必要性が増し、80歳を過ぎて亡くなる。この差は少なくともこの15年で短くなってはいない（図3－1、72頁）。男女とも平均10年前後は誰かの助けを借りながら生きていく。

この介護が必要となる期間が老いの過程を表している。我々は誰しも、60歳、70歳を過ぎれば徐々に衰え、老いる。外出に杖が必要になる。電車やバスに乗るのが難しくなる。一人で買い物をするのが困難になる。ゴミ出しがきちんとできず、部屋の掃除が滞りがちになる。お金や薬の管理ができなくなる。寝巻から普段着に着替えるのが大変になる。徐々に助けが必要となり、ついには自分で起きることもできず、食べることもできなくなって、助けてもらいながら、起き、食べ、排尿、排便をし、それもままならなくなり死んでいくのである。特別なことは何もない。自然なことである。もちろんここで自然というのは、医療が提供されることも含んでのことである。

それでは、平均寿命と健康寿命の差の背景にある、介護が必要となる原因を見てみよう。介護が必要になる10年の背景にあるのは、脳卒中や心疾患、関節疾患、認知症、骨折・転倒という原因が

性 別	脳血管疾患（脳卒中）	心疾患（心臓病）	関節疾患	認知症	骨折 転倒	高齢による衰弱	その他 不明 不詳
総 数	15.1	4.7	10.2	18.7	12.5	13.8	24.9
男 性	23	5.4	5.4	15.2	7.1	10.6	33.2
女 性	11.2	4.3	12.6	20.5	15.2	15.4	20.7

表 5-1　**65 歳以上の要介護者等の性別に見た介護が必要となった主な原因（%）**
資料：厚生労働省「国民生活基礎調査」（平成 28 年）

明らかなものが6割で、残りの4割は高齢による衰弱か、原因となる病気が不明である（表5－1）。原因が明らかなものを医療で何とかしようとしても、1年そこそこ先送りできるに過ぎないし、原因が不明なものは恐らく老化としか言いようがなく、今のところ対策がないものであろう。健康寿命と平均寿命の差が縮まらないのは、この介護が必要となる原因を見れば明らかだ。老いる以上、どうやっても介護が必要になる。高齢になればなるほど、別の言い方をすれば、健康で長生きすればするほど、その必要性は高まるという逆説がある。

人は寝たきりになって死ぬ

人は、病気の予防に失敗したから介護が必要になるのではない。病気の予防、先送りに成功し、長生きするようになったために、介護が必要になったのである。それは病気のために介護が必要になるという意味合いは小さい。今後、脳卒中や心疾患、さらにはがんが克服され、認知症が治り、転倒や骨折がなくなっても、介護が必要な人はいなくならない。今のように多様な病気が原因で寝たきりになる状況から、みんな徐々に衰えて、特に病気もなく寝たきりになるというだけだ。つまり先の4割の老衰、原因不明の割合が増えるだけという結果が予想される。

ここへきて、本書の提示する最も重要な一つの事実に突き当たる。人は長生きし、老い、介護が必要となり、やがて寝たきりになって、死ぬのである。もう少し端的に書けば、ほとんどの人は「寝たきりになって死ぬ」のである。そこに選択の余地はない。寝たきりになる人生と寝たきりにならない人生のどちらかを選べるわけではない。本章では、この死の手前にある避けがたい現実としての「寝たきり」について徹底的に考察する。

寝たきりのいろいろ

ここでいう「寝たきり」とは、介護が必要となった先の最終地点としての寝たきりであるが、現実には寝たきりではない。自力では寝ているほかないというだけである。食事も排泄も介護の助けを借りて可能だし、助けがあれば椅子に移ることはできるし、外出もできる。着替えも、入浴も介助があれば可能だ。ここでいう「寝たきり」とは、介助がなく放置された結果としての寝たきりではない。
寝たきりも実はさまざまである。数日から数カ月の寝たきりもあれば、数年から10年以上にわたる場合もある。また、話せるか、話せないか。聞こえるか、聞こえないか。動くか、動かないか。食べるか、食べられないか。尿や便を出せるか、出せないか。意識があるか、ないか。呼吸ができるか、できないか、多くの要素がある。ただ共通するのは介護がないと生活できないということである。介護があれば寝たきりではない。もちろん、文字通り寝たきりで生活している人もいる。寝たまま用を足し、寝たまま食事をする。ただそれもまた介護の助けがあってこそ、である。助けなしには、寝たきりを続けることもできない。

そんな助けがなければ生きられないようなら生きる意味はない、寝たきりで人の世話になるくらいなら死んだほうがましだという意見がある。寝たきりを避けるためにピンピンコロリを望む。しかし第3章で見たように、ピンピンコロリは希望して叶えられるものではない。運を天に任すほかない。さらに周囲もそれを受け入れがたい。それにもかかわらずそれを希望する人が多いのはなぜか。それはそもそも希望するものでもないのではないか。寝たきりとの関係において、ピンピンコロリを再度取り上げる。

ピンピンコロリの嘘

第3章ではピンピンコロリが実現しがたい周囲の状況について触れた。ここでは、単に実現しがたいだけではなく、実際には多くの人はピンピンコロリを望んでいないという事実や、ピンピンコロリが期待できる状況を多くの人が避けている現状についてお示ししたい。

際限のない死の先送りは、介護を要する状態から「寝たきり」につながる。「寝たきり」はできれば避けたい。つまり、ピンピンコロリを望むのは単に「寝たきり」にはなりたくないということの裏返しに過ぎないのではないか。本当は、寝たきりも、ピンピンコロリも、どちら望んではいない。ピンピンコロリは、寝たきりよりはましというに過ぎない。

寝たきりを避け、ピンピンコロリを希望するという人は少なくないが、ピンピンコロリを避ける社会にもとても好ましい面がある。どこまでも医療を受ける権利が保障されているわけだし、それが受けられず孤独に死んでいく人を何とかしようという社会でもあるからだ。

終末期の医療やケアに関する意識調査の結果を見ると、ピンピンコロリについての実際の意見を垣間見ることができる。二〇一三年の厚生労働省の調査結果がウェブ上に公開されているので、これを参照してみよう。[21]

調査結果をざっくり紹介すれば、死が近づいた状態であっても、肺炎のように抗生物質などで治療ができる病気は治療をしたいという人が多く、食事がとれなくなっても点滴までの治療は望む人が多いが、胃瘻《いろう》などの栄養は望まず、人工呼吸や心臓マッサージなどの延命処置は望まない人が多い。その反面少数派ではあるが、人工呼吸や心臓マッサージを含めどこまでも医療を受けたい人たちもいるという結果である。これはがん、心臓病、認知症のいずれについても同様の傾向である。

ここには医療をどこまで受けたいか、どこから先は受けたくないかという線引きに対する一般的な意識の一部が表れている。ピンピンコロリと言っても、全く医療を受けずに、という人は少ないのであろう。肺炎になったら抗生物質、食べられなければ点滴、というほか、血圧が高ければ降圧治療を、心筋梗塞になれば心筋梗塞の治療を、脳卒中になれば脳卒中の治療を受けたいという人が半分ほどいるのだ。ただ、胃瘻や人工呼吸でしか助からないのであれば、そのときはそのまま逝かせてほしいという人が多数になる。

ピンピンコロリを避けて寝たきりへ

結局、ピンピンコロリとは単なるイメージに過ぎないのではないだろうか。実際にピンピンコロリを望むというような行動を臨床現場で指摘することはむつかしい。さっきまで元気だった人が倒れた場合に、あらかじめ人工呼吸器や、心臓マッサージはしないでほしいという意思をはっきり示す場合はあっても、お願いだから病院に送らないでほしいという場合は少ないし、家族がいる場合には、回復の可能性があればまず病院へ行くことになる。倒れても息があるうちは、コロリと逝くかどうか、その時点ではわからない。生きる可能性が残っているなら、やはり皆生きたい、周囲の人も医療者も生きてもらいたいと願う。そして生きている限り、胃瘻や人工呼吸については意見が分かれるが、できるだけの医療を受けたいのだ。あるいは受けたほうがいいという世の中の「圧」「通念」「常識のようなもの」がある。そうした基盤の上でのピンピンコロリなのである。そのまま放っておけばピンピンコロリで死ねる状況でも、生きているうちに対応する場合、放置する選択肢はない。救命の可能性がなく、病院へも向かわないのは、死後に見つかったときくらいである。末期がんの患者や特別養護老人ホームの入所者ですら、最期に救急車で搬送ということもある。

孤独死はピンピンコロリのケースが多い。しかし孤独死の場合、ピンピンコロリでよかったね、と考える人は少ない。早く見つけてあげれば助かったかもしれないのにという考えのほうがまず頭に浮かぶ。そして、その助かった先に何があるかと言えば、一部の人は回復するとしても、一部は寝たきりである。ピンピンコロリのチャンスを、医療を受けることで逃してしまい、ピンピンコロリのチャンスがなければないで、健康に気をつけ、みんな死を避け、ピンピンコロリを避ける中で、あるいはピンピンコロリを避けない決意でいても、いざとなると病院へ行くことになり、結果としては、老い、介護が必要な寝たきりへと向かう人が大多数である。

しかし、多くの人は寝たきりこそ望んでいない。ピンピンコロリを望むようなことを口では言いながら、実際にはピンピンコロリを避け、医療を受け、死を避け、寝たきりになるが、それも受け入れられない。この袋小路から脱する手を考えなくてはならない。

寝たきりと安楽死

ピンピンコロリも、その場に臨むと希望する人は少なく、実際の現場ではことごとく避けられている。そうなると、また安楽死を取り上げないわけにはいかない。寝たきりは避けたい、ピンピンコロリはいざとなると避けられる、そうこうしている間に結果としては寝たきり、それを避けるために、積極的なピンピンコロリの方法を考えるのは自然な流れだろう。寝たきりになるくらいなら自殺する、あるいは安楽死させてくれというわけだ。ただ自殺は犯罪にはならない。日本では、安楽死は状況によっては犯罪になる。

オランダやスイス、ベルギーやカナダなど、安楽死が認められている国もある。そこでは犯罪になることはなく、現実的な選択肢の一つになる。しかし、この選択肢には、医療を受ける権利を狭くしたり、生きること自体を否定してしまう面がある。さらに医療を否定しつつ、最後には薬物などの医療を利用して、他人の手を借りて死んでいくという矛盾もある。また、安楽死に携わる医療従事者の負担はしばしば問題になる。

安楽死は多くの人や社会を巻き込むため、一人で完結するピンピンコロリよりはるかに過激な選択肢だ。ピンピンコロリを本当に望んではいないように、安楽死もまたそれを望んでいるというより、むしろ選択肢が無くなって追い込まれた結果ではないか。もし社会が受け入れ、周囲の介護者や家族も納得できるような幸せな寝たきりというものがあれば、誰も安楽死など考えないのではないか。安楽死を望む、というのもピンピンコロリ同様、疑ってかかったほうがよさそうである。安楽死が受け入れられる社会にはどうも抵抗を感じる。どうしても差別社会とつながる危険がある。第2章で見たように、安楽死により死までもコントロールしようとする世の中は、死に限らずコントロールできないものを置き去りにする。寝たきりになって死ぬというもっともありふれた状況を否定しかねない。

加えて、日本の安楽死には多少特殊な面がある。周囲の迷惑を考えて安楽死を望む状況だ。日本での安楽死は、自己決定どころか、その反対に周囲からの圧力の結果という危険をはらむ。これは寝たきりを避けたいという場合にも当てはまる。寝たきりになって家族に迷惑をかけるのが一番困るという人は少なくない。周囲への迷惑を考えると、安楽死より寝たきりのほうが受け入れがたいかもしれない。

安楽死を避けながらこの問題を解決するには二つの方法がある。一つは寝たきりにならないようにすることで、もう一つは寝たきりになったときに、周囲への迷惑、影響をお互い様と考え、特定の人に負担が集中しないようにするという対応だ。前者が現実的な解決策でないことは既に示した。となると後者の道を取るほかない。ただ他に選択肢はないとはいえ、本人も周囲も望むような寝たきりが実現されれば、後者は意外と望みがある。ただ現実には、今の時点で寝たきりを望む、そんなことがありうるとは思えないという意見が大多数だろう。ところが望むべき寝たきりは意外と近くにある。本章の後半はこの「本人も周囲も望むような寝たきり」について取り上げる。

安楽死が広く受け入れられる社会より、寝たきりが広く受け入れられる社会のほうがより住みよい社会に違いない。その見通しに基づいて、もう少し考えを進めてみる。

両極の中間にある寝たきり

前章では、高齢者の医療を否定するようなことばかり書いてきた。高齢者は血圧の薬を飲もうが飲むまいがどちらでもいいと思うし、コレステロールも同様、厳しい糖尿病の治療はむしろ避けるべき、先送りはお勧めしないというのが大雑把な私の意見だ。しかし、その延長で、無駄な医療を受け、寝たきりになるくらいなら潔く死んだほうがいいとか、医療に期待するよりは安楽死をという方向性を目指すかというと、そう考えているわけではないことを前節で示した。

ここでは慎重に誤解を避ける必要がある。私は医療を否定しているわけではないし、安楽死を勧めているわけでもない。その間に身を置きたいのだ。

安楽死もそれを望むことができれば、寝たきりを避け、安楽に死ねるよい方法に思われる。しかし、それもあまりに極端な意見で、多くの人には困難だ。極端を選ぶのは一般的にいってよくない。だからこそピンピンコロリがいいというようなイメージに落ち着く。

人は極端から極端へ振れやすい。極端へ振れれば、思考が単純化され、結論を得やすい。それに対し、中間でとどまることはむずかしい。中間で考えるのは根気がいる。どうしても話が複雑になる。単純化した思考で安易な結論を出さず、中間の「寝たきりで生きる」、あるいは「寝たきりで死ぬ」という地点に立ち止まって考える方法をとるのが本書を書く意味でもある。さらに、どう考えているかにかかわらず、多くの人が寝たきりを経て死ぬ。困難を承知で、中間にとどまって考えてみるのは、最も現実的な対応ではないか。安楽死を考えるのはそのあとにしたほうが良い。

もう一度確認しておく。極端な医療依存にも加担せず、その対極にある安楽死からも距離を置き、その中間の「寝たきり」に踏みとどまって考え続けることが、私のお勧めである。

寝たきりなら死んだほうがまし？

自殺となるとみんな口が重くなる。安楽死については、はっきりそれを望むと公言する人もいるし、安楽死が法律で認められた国に行って実現する人もいるが、それに対する反対の意見も根強い。ところが、寝たきりになるくらいなら死んだほうがまし、そんな意見は珍しくはない。みんな気軽に口にする。自分自身の寝たきりを想像して、そう思うのは自然なことかもしれない。外来でもはっきりとそう言う人がときどきいる。極端に振れず、「寝たきり」でとどまろうとしても、また簡単に極端に引っ張られる。

しかし、この考えは自分自身に向けたときしか通用しないし、させてはいけないのではないか。いや、いくら自分に向けて言っても、それを聞いた寝たきりの人は「死ね」と言われているようなものだろう。この考え方が他人に向けられると、二〇一六年、相模原で起きた「津久井やまゆり園」事件の犯人の論理に接近してしまう。障害者施設で26人が傷つけられ、19人が殺されたあの事件である。生産性のない人は生きるに値しない、という論理である。

ここまで繰り返し取り上げてきた差別意識の問題である。寝たきりになりたいかと問われれば、多くの人はなりたくないと答える。なったらおしまいと考えるのも自然なことではある。相模原の事件は、決して特殊な思想が生み出したわけではない。誰もが口にするような「寝たきりになったら死んだほうがまし」という考えの延長線上にある。案外その距離は近いかもしれない。寝たきりを避けようとする気持ちが、相模原の事件につながっていることをはっきりと意識できれば、寝たきりに対する考えも大きく変わるかもしれない。相模原の事件は決して受け入れることができないだろう。そうだとすれば、寝たきりになるなら死んだほうがましというのも決して受け入れられないことではないか。寝たきりになっても生きていていい、ただそれだけのことではないか。寝たきりを避けようとするのは、現実を見ない、単なる観念に過ぎない。しかし、なかなかそうは思えない。それが多くの人の現状ではある。

寝たきりを望まない個人、家族、社会

少し話を整理しよう。医療に依存して、寝たきりの先送りに必死になるばかりでは必ず行き詰る。ピンピンコロリは運を天に任せるしかない。さらには現実にそのチャンスが訪れても、助かる可能性に賭けて、救急車で病院へ行ってしまう。安楽死、自殺のような極端はとりあえず避けたい。そうなると残りの大部分は期間の長短はあれ、寝たきりになる。現実はそこでもまた、寝たきりなら死んだほうがましという思いにとらわれる。さらに自分自身のことだけでなく、家族など周囲への

迷惑を考えてということも付け加わる。社会全体は、「寝たきり予防のために」というのが王道だ。

本人であれ、家族であれ、寝たきりを望むというのは今の時点では受け入れがたいに違いない。結局限界まで医療に依存するというのがもっともメジャーな道になっていることが、その現実をよく表している。寝たきりを望んではいない中で、仕方なく寝たきりになっているだけ、そこに希望や未来はない。そこがスタートだろう。

しかし、本当にそうか。寝たきりについて、考え過ぎということはないか。寝たきりが嫌というのも、単に頭の中だけのことではないか。医療機関に依存することもなく、安楽死や自殺を考えることもなく、ピンピンコロリがいいとも思わず、気が付いたら徐々に動けなくなってきて、そのうち寝たきりが避けがたい状況になっても、それをいいとも悪いとも考えない人もいる。寝たきりについて考えない人とはどんな人か。あるいは考えるとしても、寝たきりになってもいいと考える人とはどんな人か。さらに本人ばかりでなく、周囲の気にしすぎという問題もある。寝たきりになっても大丈夫だよと親に言える家族とはどんな家族か。安心して寝たきりになれる世の中とはどんな世の中か。それを示したい。

欲望対象としての寝たきり

寝たきりとひと口にいっても様々である。医療を受ける選択肢を捨て去っての寝たきりというのもあるし、ある程度の医療を受けながらそのうえで寝たきりになるとか、医療に依存して先送りの限界でようやく寝たきりになるとか、いろいろである。いずれにしても、望むような結末ではないだろう。そうなると我々は、老いに向かって、死に向かって何を望んでいるのか。ピンピンコロリでもなく、安楽死でもなく、寝たきりでもなく、どういう老い方、死に方を希望するのか。

前章で取り上げた自己決定の問題について、さらに検討を進めたい。ここでは、「選ぶ」「望む」ということ自体を問題にすることが重要かもしれない。医療を受ける、受けないというところに選択の余地はある。それに対し、老い方、死に方に関して、老いを避ける、死を避ける方向での選択の余地はないし、希望もないというのは動かしがたい事実だ。誰もが老い、誰もが死ぬ。コントロールし難い老いや死に対して、「選ぶ」というのはそもそも無理なお願いである。

そうなると残された道は何か。どんな老い方なら受け入れられるか、ということだ。さらにその老い方の中で、望むことができる寝たきりというものがあるとしたら、どういう寝たきりか。それこそが問うべき問題である。仕方なく寝たきりになるだけでは受け入れられないが、望むことが可能な寝たきりというものが存在すれば、それが一つの解決になる。これを「欲望対象としての寝たきり」と呼ぼう。ただ「受け入れる」と「望む」にはずいぶん距離があるが、この距離をいったんわきにおいて、まず「望む」方からのアプローチを試みる。多くの読者は、「望む」より、「受け入れる」ほうが簡単だと思われるかもしれない。私自身もかつてはそう思っていた。しかし、そうではない。むしろ「受け入れる」ことこそ困難だ。「受け入れる」ことの困難さについては、「望む」ことを取り上げた後で再度検討する。

そこで「欲望対象としての寝たきり」を現実に欲望可能なものとして明らかにするのがさしあたっての課題である。

寝たきりまでの過ごし方

向かうべき先は、欲望対象としての寝たきりであるが、その前にまず自分自身が寝たきりになるまでの様子を想像してみよう。たとえば以下のような人である。

85歳の女性である。一人暮らし。30代で夫を亡くし、女手一つで一人息子を育てたが、その息子は家を離れ、正月に帰ってきたり来なかったり。心不全を治療しながら何とか自宅で生活してきた。80歳を過ぎたころから、動いたときの息切れがあるが身の回りのことは何とか自分でできている。

息切れが無くなってまた元気に動きたいと思う一方、横になっているのは思いのほか楽で、息子の世話になりながら、このまま寝ていたいという気持ちもある。もちろん息子にその気持ちを伝えたことはない。息子もまた自分の家族で精いっぱいに違いない。そんな息子に迷惑をかけるなら、死んでしまったほうがという気にもなる。重いものを運んだり、高いところのものをとったりが大変になってきて、誰か手伝ってくれるといいと思う反面、そんなことで他人に迷惑かけるのも心苦しい。頑張りたい気持ちがないわけではないが、これまで一人で頑張ってきたのだから、最後くらい病院や施設で面倒見てもらってもいいのではという気もする。そんなふうにいろいろ考えてはみるものの、たまに来る息子が「寝たきりになったら大変だよ。ピンピンコロリで逝ってくれないと」なんて勝手なことを言う。確かにこのまま一人で寝たきりになったら大変、困ったものだ。何とか寝たきりにならないように気をつけなくては。

さて、あなた自身がこの患者のような状況に置かれたらどんな気分だろうか。この先に寝たきりを欲望するというようなことが可能だろうか。

寝たきりを欲望する

もし寝たきりを欲望することができれば、寝たきりになることこそ、自分の望みを叶える生き方になる。ここでは寝たきりを欲望する可能性について考えてみる。

たとえば食欲との対比ではどうか。腹が減る。食事が食べたい。食べる。満足する。何の異論もない。それでは寝たきりはどうか。体がしんどくなる。横になりたい。横になる。そのまま寝ている。寝たきりになる。満足する。これはどうか。

横になる、ここまではいいだろう。普段していることだ。問題はそのまま寝ているというところだ。私自身は、都内でクリニックを開業して、3～4週間の夏休みを取っているが、その間ほとんどどこへも行かず、リビングのソファで寝たままの生活が大部分である。数週間の寝たきりなら、それを強く欲望するという現実がある。もちろんこれは、私のような特殊な人間においてということで一般性があるわけではない。しかし、一般的でないことから何か解決の糸口が見つかるかもしれない。少なくとも、私という特殊な状況では、一時的な寝たきり欲望は既にクリアされている。あとは、回復の見込みがない寝たきり、死ぬまで寝たきりであっても欲望の対象になるかどうか。さらにその一般性ということになる。

寝たきり欲望をすでに持っている人

実は寝たきり欲望を持った人をすでに紹介している。第3章で紹介した定年後にごろごろしている人である。定年まで勤めあげ、あとはごろごろ寝たきりで生活できれば、それはそれでいいのだという気持ち、つまり寝たきり欲望の萌芽が、この人にはある。あるいは、この人は何も特殊な人ではないかもしれない。多くの人にごろごろしていたいという気持ちがどこかに必ずあるはずだ。例えば「休みたい」という気持ちだ。

しかし、それが寝たきりになったら大変だという世の中によって、「休みたい」気持ち、寝たきり欲望につながる気持ちが、あたかも持ってはいけないようなものとして、隠されていくことこそ問題なのではないか。先の85歳の女性も、大事な息子との関係で、寝たきりにならないようにと考えてしまっている。もちろん、女手一つでそこまで育てたのだから、寝たきりになって息子にみてもらえばいいと考える余地はある。しかしそれはそれで、女手一つで育ててきたという理由がなければ寝たきりを認めにくいという厳しい世の中には変わりない。背景を形作るものの大部分は、寝たきり欲望を抑制する方向に働く。周囲のことを考えるほど、寝たきりを欲望するのはむつかしくなる。こうした背景と独立して欲望できる「寝たきり」がありうるかどうかが、ここでの問題である。

寝たきりでいいという考えがありながらも、いろいろな情報を得て、いろいろ考えたりするが、大部分は寝たきりになってはいけないという情報や意見ばかりで、寝たきり欲望を失ってしまっているというのが多くの老人ではないか。むしろ何も考えなければ、どこかに寝たきり欲望が声を潜めて隠れていることに気づくかもしれない。

「休みたい」、そんな気持ちをまず取り戻そう。多くの高齢者は、それまで休まず生きてきた。そろそろ休んでもいいいじゃないか。

死ぬまで休む

あとに控える死は、人生最後の最大のイベントといっていい。それならその大イベントに備えて、寝たきりで休むというのは、本人にとっても決して後ろめたいものではないはずだ。むしろ死に備えて、休むことこそ必要、そうは言えないだろうか。そのために、周囲の人が寝たきり欲望を支援しなくてはいけないとは言えないだろうか。

それに対し、休んだままではいけないのではないかという反論があるかもしれない。しかし、最後に寝たきりという休みで終わるのは、言ってみれば有給休暇を全部使いきって退職するようなものと同じではないかという考え方もできる。

世の中はこぞって、寝たきりになっては困る、寝たきりにならないように、そんな話ばかりしている。死に向かって、寝たきりになって十分休もう、最後の有給休暇を全部使いきるように、そういう小さな声も、あってもいいのではないか。休みたいなんて大きな声で言ってはいけないと思っていた人たちが、実は「私も」と、声を上げ出すかもしれない。

もう少し「休み」について考えてみよう。途中から休むというような中途半端なものでなく、最初から最後までずっと休みの人生でもいいのではないだろうか。仕事のためなど、何かのための休みというのは、本来の休みではないという気もする。休みは、仕事から独立して、単なる休みとしてあるべきではないか。仕事は必ずしも必須ではないと言えば当然のことにも思える。

あるいは、休むために働くという考え方もある。働くためになんか休みたくない。土日に休むためにこそ、週5日の勤務をする。休むために働くことがOKなら、働かなくて休むのもOKだろう。そう考えれば、全部休みでもいいのではないだろうか。

生まれてから、死ぬまでずっとベッドの上で寝たきりのまま過ごす人もいる。出生時に重度の障害を負った人はそのような人生を送る。考えようによっては、それは一生休みのようなもので、そういう生き方もある。寝ているだけで働きもせず、何の生産性もないとしても、寝たきりを欲望すればいい。

私自身、重度の障害を持つ子どもの訪問診療もできる限り引き受けている。そこでの医者としてのスタンスは、一生休んでいられるようにお手伝いする、ということである。もちろん家族は大変だ。多くの医療介護の職員の支援も必要である。でも、休みはそこにかかわる全員に必要なものだ。一生ベッド上の生活の人の休みを保障するというのは、自分自身の休みや忙しく働く家族や支援をする人たちが休むのと特に違いはない。

人生はずっと休みでもいい。ずっと寝たきりでもいい。そう考えなければ自分自身の仕事を続けることはできない気がする。働くための休みしか認めないとすれば、回復の見込みがなく寝たきりになっている人の休みは認められなくなってしまう。私が訪問診療をしている人の多くは、寝ていることが許されなくなってしまう。私自身の安楽死に対する抵抗はこういうところにある。

一生休んでいてもいいし、寝たきりになった以後は死ぬまで休んでいてもいい。何もおかしな考えではない。ただ「休みたい」という気持ちは、休むことに対する否定的な社会の反応により、意識下に押し込められている。高齢となり、寝たきりが近づいてきたら、その「休みたい」気持ちを呼び覚まそう。休むことを肯定する社会への一歩として、多くの人が「休みたい」と思い、またそれを口に出せる環境をつくっていく必要がある。

寝たきりで休もうという欲望は、ごく自然なものである。少しの支援があれば、潜在的にそう思っている人たちを表に連れ出すことができるはずだ。

一生休み続ける人生の肯定

少しの支援と言いつつ現実はなかなか厳しい。寝たきりを欲望するためには、一生休んでいる人生を肯定する必要がある。しかし、休まない人生を肯定するのは簡単だが、休み続ける人生を肯定するのはむつかしい。休まないことが美徳という、強固な社会的価値観が深く根を張っているからだ。小中学校の皆勤賞、一日も練習を休まず甲子園を目指す高校球児、かぜでも休めない会社員、などは、それを端的に表している。

少し発想を転換してみて、人はひょっとしたら休むために生まれてきたのではないかと考えてみたらどうだろうか。それがちょっと言いすぎなら、働くためだけではなく、休むためにも生まれてきたというのはどうか。寝たきりを前にして、そろそろ休む方へシフトして、休むことを目指して寝たきりを欲望する。それは決して荒唐無稽なことではない。それこそ、何十年も休まず仕事に打ち込んできた人こそ、ようやく寝たきりで休めるようになったということではないか。あとの人生は寝たきりで休んで暮らそう、そう考えてもおかしくない。休み続けるのも人生、途中から休むのも人生、もちろん最期まで休まないのも人生、それでいいではないか。

とはいえ、こういう私自身も、実際の患者に「このまま寝たきりで死ぬまで休みましょう」なんて言ったことはない。しかし、患者の側から次のように言われたことは少なからずある。

「こうやって寝ているのは案外楽なんだよ。もう一度起きて歩こうなんて思ってもいないよ」

「毎日こうして寝ていれば、何でも手伝ってやってくれるから、楽ちんなんだよ」

「寝ているだけでいいんだから、今が一番幸せだよ」
寝たきり欲望は、すでに実現され、その結果、寝たきりの人生をそれなりに生きている人がいる。
問題はそれを見えにくくする世の中である。

寝たきりに対する「呪いの言葉」

これから寝たきりへ向かっていく高齢者に対して、「寝たきりになって残りの人生を休みましょう」と呼びかけたい。ただこの呼びかけに対しては、真逆の言葉がしばしば投げつけられる。「放っておくと寝たきりになってしまいますよ」という「呪いの言葉」である。

「呪いの言葉」は世の中に深く浸透している。特に医療、介護の世界では、この言葉が当然のように日常化している。標語化しているといってもいい。「リハビリが重要です」「栄養が大切ですよ」「運動しましょう」……多くの人が何の抵抗もなく発している。しかも相手に対する善意から発する言葉である。しかし、それらに続く言葉は、「寝たきりになったら困りますよ」だ。寝たきりを避ける社会の「常識」である。

高齢者にかかわる人が、「リハビリなんかしなくてもいいのです」「栄養なんか気にせず好きなものを食べればいいのですよ」「無理して運動するくらいなら好きなことをしていればいいんですよ」「その結果寝たきりになってもいいんですよ」と言える世の中になればいいと、私は本気で思う。「寝たきりになって残りの人生を休みましょう」と。そして、この言葉が、長生きを達成した結果、これから寝たきりになっていくほかない多くの高齢者にとって、「放っておくと寝たきりになってしまいますよ」という呪いの言葉に対抗できるような救いになるかどうか、それが問題である。

寝たきり欲望を阻むもの

寝たきりを望む、寝たきりになりたいという欲望が現実的なものであるという話が少しはわかってもらえただろうか。しかし、「寝たきりになって残りの人生を休みましょう」という言葉はどこにも聞かれない。医療の世界では言うまでもなく、さらには介護の世界でもほとんど耳にすることはない。寝たきり欲望はどこで躓《つまず》くのか。さらには耳に入ったところで、人生を豊かにするものとしては伝わらない。周囲から見捨てられたと感じるかもしれない。むしろ「放っておくと寝たきりになってしまいますよ」という言葉のほうが、寝たきりにならないよう高齢者を支援する言葉として広がっていく。高齢者もそれに呼応して、寝たきりにならないほうを欲望する。議論は振出しに戻る。この連鎖が寝たきり欲望を阻んでいる。

「放っておくと寝たきりになりますよ」というムチの裏には、「頑張れば寝たきりにならなくて済みますよ」というアメがある。最初の予言の的中率は高いが、後者に言い方を変えると、ほとんど当たらない予言になる。この二つの予言が同時に成り立つためには、寝たきりを予防する有効な方法が必要だが、前章で見たように、医療ができることは寝たきりの予防ではなく、先送りに過ぎない。そうした事実がいくら積み重なっても、先送りを予防と言い換え続ける世の中がある。現実と言葉が乖離している。

現実と言葉の乖離と言えば、「寝たきりを欲望する」というのも同じではないかという人も多いだろう。しかしこれまで示してきたように、この欲望には現実の裏付けがある。多くの人は休みを望み、このまま寝たきりで休ませてくれという高齢者もいる。これは決して現実から乖離した言葉遊びではない。

言葉遊びと言うなら、呪いの言葉こそ言葉遊びである。「放っておくと寝たきりになりますよ」という言葉を裏付ける「こうすれば寝たきりにならなくて済みますよ」に対応するはずの確実な寝たきり回避法などない。むしろ、こっちが言葉遊びである。「寝たきりにならないこと欲望する」ことこそ、現実と言葉の乖離である。現実化することがあっても、それは運よく、というに過ぎず、予防のために頑張ったからということではない。

「受け入れる」から「望む」へ向けて

寝たきりは自己決定の問題ではない。長生きの結果、大部分の人は遅かれ早かれ寝たきりになる。寝たきりにならなかった人は、予防のために頑張ったからではなくて、たまたま運が良かっただけかもしれないということが、高齢者を対象にした研究で示されている。

医療は多くの場面で有効だ。その有効な医療が、高齢者に対しては単なる先送り効果に過ぎなくなっても、寝たきりや死に対してまで、有効であるかのように世の中に広く受け入れられている。寝たきりや死も、自己決定の対象となり、高齢者が生きている現実世界とそれを表す言葉が乖離していく。逆に現実に即した言葉が、絵空事のように感じられてしまう。ここでは、言葉自体の問題を考えないわけにはいかない。

「寝たきり欲望」を考えるにあたって、寝たきりを「受け入れる」ではなく、「欲望する」という方向で考えてきたのは、この言葉の問題があったからだ。

寝たきりを「受け入れる」ととらえるのは、寝たきりを何かの外力で受動的に強いられるものとして考えるからだ。外からの能動的な働きで、高齢者本人が寝たきりを受動的に受け入れる。そういう構図が描かれてしまう。しかし、この能動／受動の枠組みこそが、呪いの言葉を拡散し、先送り効果を予防と言い換え続ける世の中を作っている。

寝たきりは外部から強制される受動的なものでも、自ら意志の力で達成される能動的なものでもない。長生きする限り、そうなっていくほかないものだ。能動／受動では説明できない。それを能動／受動の世界の言葉で語っていくから、現実と言葉が乖離していく。何もせず受動的に寝たきりになっていくのは良くない、能動的に寝たきりを避けていくよう努力しなければならないというように、である。

だから、「受け入れる」という受動的な言葉を使っていては、寝たきりの現実に迫れない。能動／受動とは違った言葉づかいをしなければいけない。そこで、「受け入れる」ではなく、「望む」、「欲望する」という言葉の中で考えてきたのである。

実は「欲望する」という言葉は、能動でも受動でもない。欲望は能動ではないか、そう思われる人が多いだろう。しかし、それは能動／受動という言葉にとらわれ、実際の欲望を見失っているからだ。今の時点では少しむつかしいかもしれない。この能動／受動にとらわれず、欲望を考えてみよう。

中動態との出会い

この寝たきり欲望について考えるようになったのは、一冊の本がきっかけであった。意志とか、責任とか、選択ということに対して、コペルニクス的転回を促す内容だった。哲学者の國分功一郎氏が書いた『中動態の世界：意志と責任の考古学』(医学書院)である。[22]

私自身は、「根拠に基づく医療」という、臨床研究の吟味の結果をもとに、患者と相談して、診断や治療の方針を決めていくという中で仕事をしてきた。しかし臨床研究を吟味すると、前章で見たように、その結果は曖昧で、どうすればいいか迷う場合が多い。そこで、医療者側がどうするか決めるのではなく、患者側が自らの意志をもって決めるという大きな流れができ上がった。自らの人生は自ら決めるという世の中の大きな変化とも重なっている。

ところがこれが全くうまくいかないのである。高齢者となるとその困難がさらに増す。患者に無理やり薬を飲ませるというやり方はすでに選択肢としてなくなっている。そうなるとあとは患者が自ら決断して治療を始めるということになるが、患者が自分では決められず、結局医者のほうで決めてくださいというようなことに逆戻りする。自己決定といっても、その現実は患者にとってかえって厳しいものになっている。

前章で書いたように、高齢者に対する治療はわずかな先送りに過ぎないというような私ですら、山のような降圧薬を処方し、コレステロールの薬を出している。決めてくださいと言われる私自身も、私が決めているのか、決めさせられているのかという状態である。実際の診療も、患者自身が自分で決めているかのように、医者の決定を滑り込ませるというのが現実だ。そこに患者の意志も選択もはっきりしない。

患者が自分で決定し選択する状況を、「患者中心の医療」、「インフォームドコンセント」というと聞こえはいいが、実際には、臨床研究結果を盾に、医療者側が責任を回避し、患者側に責任を転嫁しているだけのようにも思える。

「降圧薬を内服すれば、この先5年間の脳卒中のリスクを10%から6%に減らすことができます。副作用の危険もありますが、脳卒中に匹敵する副作用は効果に比べて小さいものです」という質の高い研究に基づく情報を提供すれば、あとは患者自身が自己の責任において、自らどのような医療を受けるのか選択し、決定するというのだが、これが患者中心と言えるのかどうか、かなり怪しい。

この状況は、「今ここで俺に千円差し出せば許してやるが、出さなければぶん殴る。どちらに決めるかは、お前の責任において、お前が自分で決めろ。自分で決める以上その責任はお前にある」というカツアゲの場面と本質的にどこが違うのか、はっきりしない。先の説明は、「今ここで医療費を負担して降圧薬を飲めば許してやるが、飲まなければ脳卒中になるぞ」と言い換えることができなくもない。

薬の処方に際し、実際に行っていることは「カツアゲ」なのだが、多くの患者は「カツアゲ」とは思っていない。それを「インフォームドコンセント」に基づいて「患者中心の医療」を提供されていると思っていたりする。医療者側が聞こえのいい言葉で「カツアゲ」を隠蔽しているだけなのだが、医療者側もそれを十分認識できていないのが現実ではないか。せっかく勉強した臨床研究の結果が、「患者中心の医療」「インフォームドコンセント」とセットになって「カツアゲ」に利用されているという驚きの結末である。患者の意志も、選択も、決定も、もはや何のことだかよくわからない。

さらに、情報さえもらえれば自分のことは自分で決めます、という「インフォームドコンセント」や「患者中心の医療」の恩恵を最も受けているはずの患者が、あらゆる時間を犠牲にしてものすごい量の勉強をしていたり、あちこちで相談したりして、一番大変そうだったりするという事実もある。それは本人の意志というより、病気の不安に振り回されて、自分の意志に反してというふうに見えたりする。

そんな日々の困難に向き合う中、この本に出会ったのである。それによれば、意志による選択という世の中が当たり前になっているが、それ以前には意志も選択もない世の中があったというのである。そして、前者が能動/受動の世界であり、後者が中動/能動の世界で、今の世の中も中動/能動の世界で見てみると意外なものが見えてくるという。

本書の中でも「カツアゲ」が話題になっているが、「カツアゲ」は意志と選択の問題としては取り扱うことができない。つまり「医療を提供する」ことも、「カツアゲ」の側面がある以上、意志と選択によっては説明できないということである。

それを知って、日々の診療を振り返ったときに、自分の困難が一気に解けた感じがした。多くの患者は、自らの意志で薬を飲んでいるわけではなく、逆に医者に飲まされているわけでもない。そう考えると、そこで何が起こっているかが見えてきた。相談してそうなった、ただそういうことである。そして、それでいいのだと。意志、選択というフレームでしか見ないために、何が起こっているのか見失っていただけなのである。患者が、いくらこれは私の意志による決断だと言ってみたところで、全くうまく決断しているようには見えず、かえって大変に見えていたのは、実際に起こっていることが見えていなかっただけのことだ。

そういう視点で寝たきりを眺めてみると、全く違った景色が見えてきた。人は自らの意志で寝たきりになるわけでもないし、自らの意志に反して寝たきりになるわけでもない。意志とは関係なく寝たきりになるのだ。そう考えてみると、寝たきりになることで生じることの今まで気が付かなかった面が見えてきたのである。

もちろん、意志や選択が重要な場面もある。自分自身の決断で、自分の人生をコントロールできれば良い。しかし、それはコントロール可能な場面に限った話で、世の中にはコントロール不能なことは多い。そこに意志を持ち込むと訳がわからなくなる。本人の責任とは言えないことも、それはあなたの意志決定に基づく決定で、それについての責任はあなたにあるとして非難されることとすらある。寝たきりも、死も、最終的にはコントロール不能である。意志や選択、自己決定とは違う、中動／能動という世界が、寝たきりや死を読み解くカギになる。そういう直感を得たのである。

中動態としての寝たきりと寝たきり欲望

寝たきりも、「放っておくと寝たきりになってしまいますよ」という言葉が広く使われていることからもわかるように、予防を怠った本人の責任だという考えがあるが、ここまで見てきたように安楽死や自殺をしない限り、ほとんどの人は寝たきりになるわけで、そこに個人の意志や、責任を問うことは困難だ。意志や選択の結果として、脳卒中になったり予防できたりするわけではないように、意志や選択によって寝たきりがどうにかなるわけではない。高齢者の病気や寝たきりは、能動的とも受動的ともいえない。これを記述するには別の次元の言葉が必要である。その別次元の言葉が開くのが、中動態の世界である。

一部引用しよう。

強制はないが自発的でもなく、自発的ではないが同意している、そうした事態は十分に考えられる。というか、そうした事態は日常にあふれている。それが見えなくなっているのは、強

> 制か自発かという対立で、すなわち、能動か受動かという対立で物事を眺めているからである。そして、能動と中動の対立を用いれば、そうした事態は実にたやすく記述できるのだ（『中動態の世界：意志と責任の考古学』158頁）
>
> 能動と受動の対立においては、するかされるかが問題になるのだった。それに対して、能動と中動の対立においては、主語が過程の外にあるのか内にあるのかが問題になる」（同、88頁）

引用だけではむつかしいので、少し説明を加えてみる。

「寝たきり」は、強制でも自発的でもなく、自分の意志で寝たきりになる「能動」、あるいは、誰かに寝たきりにさせられる「受動」という対立では説明ができない。しかし、「能動」と「中動」の対立で「寝たきり」の実際が記述できるかもしれない。

「寝たきりになる」が、寝たきりになる人の過程のうちで完結すると考えれば中動である。ただ横になるために助けが必要で、一人では横になれないというと「能動」かもしれない。そうだとしてもこの「能動」は、能動／受動の能動ではない。中動／能動における「能動」である。さらに、「寝たきりの人が排泄する」となると、自分で排泄処理ができず、おむつを外して捨ててもらうというように介護者の手が必要となり、主語の外部で完結するので「能動」である。どちらも意志や選択、責任の問題とは別の次元で理解できる。（主語の外部である）介護を前提とした「寝たきり」や「寝たきりの人が排泄する」が能動／受動とは別次元の「能動」で、予防を怠った自己責任の結果でもなく、無理やり入院させられたためでもなく、家族や介護のスタッフの助けを借りながら、寝たままで日々の生活を続けるという一つの状態である。中動／能動で考える限り、そこに「放っておくと寝たきりになってしまいますよ」という呪いの言葉が入り込む余地はない。

では「寝たきりを欲望する」はどうか。これは自分自身の過程の中で完結するので中動態である。「欲望」すること自体、意志をもって欲望するわけではない。ここがむつかしいところだろう。例えば「私が医者になることを欲望した」となると、なんだか、私が意志をもって医者になったというほうがわかりやすい。しかし、自分自身を振り返ってみるに、そこに自分自身の意志があったというよりは、数学や物理のほうが得意であったとか、会社に就職できそうになかったとか、親から医学部へ行けと言われたとか、受動と言ってもいい現実がある。周囲との関係で決まったというほうが現実に即している。「欲望」も能動／受動の世界には位置付けにくいものであることがわかる。

医者になることを欲望するというのが意志や選択の結果でないと自然に感じられるなら、寝たきりを欲望するというのも全く同じである。どちらも周囲の状況と合わせて決まるものである。その欲望が最も自然な形で現れるのは、本人も休みたいし、周囲も休ませたいし、周囲の人自身もこの先寝たきりで休めるようにということを共有できた状況だ。「寝たきり」は、手伝ってくれる周囲の人たちとともに欲望するものであって、一人の意志で決めるものではない。

中動／能動の視点でみると、寝たきりは本人の責任ではなく、周囲の問題、本人を含む全体の問題であるという先の見通しがここではっきりする。ただ、周囲の問題と言っても、寝たきりは「周囲によって寝たきりにさせられている」というものではない。寝たきり欲望の理解がむつかしいのはどうしても思考が能動／受動に戻るからだ。寝たきり欲望とは、高齢者に寝たきりを強制するものではない。また、自らの意志で選択するものでもない。意志の力で寝たきりを避ける、強制によって寝たきりになるというだけではない。「避ける」意志を持っても寝たきりになるし、強制されても寝たきりにならないこともある。

もちろん、入院してベッドに縛り付けられて、リハビリも介護も提供されず寝たきりにさせられてという不幸な歴史を忘れてはいけない。ただ、寝たきりにならないようにという周囲からの圧力も強制という側面がある。寝たきりになりたくないという意志だけが善ではない。寝たきりで休みたいという気持ちもそれでいい。意志か強制かという枠組みでは説明しきれないものがある。そこには寝たきりになってもいい、さらには寝たきりになりたいという自然な欲望がある。意志を持って寝たきりを選ぶのとは違う、当たり前の世界がある。

日々の診療において、寝たきりをあまり苦にしていない本人と、寝たきりにさせてはいけないと頑張る家族や介護者の対立にしばしば遭遇する。ここでは、家族や介護者が、能動／受動で考えるために、私たちのせいで寝たきりにさせてはいけないと考えやすい。しかし、能動／受動を離れ、寝たきりを避けがたい本人とそれを助ける周囲のものというように、意志や責任を問わない中動／能動の世界で眺めることができれば、この対立も解消できるのではないか。

高齢者は、老化のコントロールに失敗して寝たきりになるわけではない。ただ寝たきりになるのだ。また介護者も自分の対応が悪かったために寝たきりにさせたわけではない。この先では、中動態としての寝たきりを考えることで、現実の高齢者が、寝たきりを欲望する道筋を明らかにしていきたい。

寝たきり欲望形成支援

寝たきりを欲望することは、医者になることを欲望するのと同じだと腑に落ちた。あとは、現実の高齢者が、どう寝たきりを欲望するかということだ。

そして、本だけでははっきりしなかった「中動態の世界」と「寝たきりの世界」のつながり、その先の道筋が、二〇一八年九月、「オープンダイアローグと中動態の世界」という東京で行われたシンポジウムに出席したときにはっきりした。そこでの國分氏の主張に以下のような部分があった。

「医療の世界では、意志決定支援が話題らしい。しかしこれでは責任を患者に押し付けることにしかならない。これからは欲望形成支援という言い方をしたらどうかと思う」

この「欲望形成支援」という言葉が、新たな「寝たきりの世界」を開いた瞬間であった。寝たきりを本人の問題ととらえるのでは解決は困難だ。寝たきり欲望の形成支援こそ、「寝たきり欲望」を実現するための介護、ケア、社会の本質ではないだろうか。医療にしろ、介護、ケアにしろ、寝たきりになりたくないという欲望だけ支援してきたのではないか。場合によっては、リハビリしないと寝たきりになってしまいますよ、食べないと寝たきりになってしまいますよと、本人に責任を押し付ける「意志決定支援」をしながら、寝たきりになると、リハビリをしない、きちんと食べないあなたのせいで寝たきりになったのだと、呪いの言葉を重ねて、寝たきりになるその人を単に絶望させているだけだったりする。社会もまた、寝たきりを避けることのみに執心してきたのではないか。そんなことはもうやめないといけない。これからは、むしろ「寝たきりになりたい」という欲望形成を支援していかなくてはいけない。これが新たな「寝たきりの世界」である。

健康長寿は「欲望」できるか

「寝たきり欲望」のわかりにくさに対し、健康長寿を欲望するというとわかりやすい。寝たきりを欲望する人はいないが、みんな健康長寿を欲望している。多くの人はそう思う。しかし、それは能動／受動の世界観で見るからである。寝たきりを能動的に選ぶなんてできない。能動的には健康長寿を選ぶ。しかしそれもこれまでさんざん書いてきたように、医療産業にうまく操られた受動的な行動の疑いがある。「健康長寿欲望」も能動とも受動とも言い難い。「寝たきり欲望」より訳が分からないかもしれない。

しかし、能動／受動の世界から離れてみると、そのわかりにくさが反転する。意志で欲望することなんかできない。意志や選択から自由になれば、その向こうにあるのは、そろそろ休んでもいいかな、寝ていてもいいのではないかという「欲望」だ。頑張って健康長寿を目指そうなんて欲望が出てくる余地は少ない。頑張るほうが大変だ。もし頑張ることができそうであっても、それはむしろ呪いの言葉によってもたらされた受動的な頑張りに過ぎないかもしれない。あるいはそれが能動的であったとしても、頑張るためには個人の意志の力が必要だ。中動態である「欲望」が不可能な世界に行くしかない。

強制からも頑張るための意志からも自由な「健康長寿の欲望」であれば、仮に満たされずとも、安楽死や自殺という極端には結びつかないかもしれない。ただ、最終的には、中動態の世界にあっても、寝たきり、死へ向けて、決して叶えられない欲望であることに変わりはない。

中動態で考える限り、意志も頑張りもない中で健康長寿や安楽死を欲望することは困難だが、寝たきりを「欲望する」ことは容易だ。意志の力で頑張る、誰かに強制されることがなくても欲望できる分、たやすいのは明らかだ。これもまた別の言葉遊びではないかと思われるかもしれない。しかし、現実世界を眺めてみると、そこには多くの「寝たきり欲望」が見出せる。見えないのは能動／受動によって視線が曲がっているからだ。

「寝たきり欲望」解放のために

「寝たきり欲望形成を支援する」というのはここにきて訂正されなくてはならない。「寝たきり欲望」は能動／受動の世界で隠されているだけだ。意志や決断の中で「寝たきり欲望」を見失っているに過ぎない。そこから解放してやれば、自ずと「寝たきり欲望」があらわになってくるはずだ。

本人が意志をもって決めるものでもなければ、周囲に強制されるものでもない。欲望というと、内側から湧き上がるものを想起しがちだが、寝たきり欲望は、本人と周囲の関係性の中で形作られる。

その解放のために、見えなくなっている寝たきり欲望を解放した「寝たきり老人」を現実の世界でまず認識する必要がある。その世界はすでにそこに「ある」。「ある」ことが明らかになれば、それを見た他の多くの人の「寝たきり欲望」が解放されるだろう。アンチエイジングの広告を見て健康長寿を目指す大きな流れと同じことだ。「寝たきり」の人を見て、それを欲望する大きな流れができていくというわけだ。ただ方向性が医療化ではなく、脱医療化、あるいは介護化という逆方向なだけである。

意志や選択を重視する能動／受動の世の中から、意志や選択が重要ではない中動／能動の世界への移行そのものが、「安楽な欲望可能な寝たきり」を実現させることそのものである。

それではまず現実世界で「寝たきり欲望」を解放した「寝たきり老人」を見てみよう。

「安楽寝たきり」

ここまで「寝たきり欲望」を解放した「寝たきり老人」と書いてきたが、これを「安楽寝たきり」と呼ぶことにする。ここではその現実をまず明らかにしよう。

「安楽な寝たきり生活を死ぬまで続ける」ことが「安楽寝たきり」である。この「安楽」という部分は「安楽死」の「安楽」に対応している。「安楽死」ではなく、「安楽寝たきり」である。痛みや苦痛がなく、家族や他人の世話になることを苦にすることもなく、その助けを借りながらでも、食事ができ、尿や便の始末ができ、眠ることができ、日々の生活を送ることができる寝たきりである。さらに周囲の安楽も同時に実現されている。周囲が安楽でない中で一人だけが安楽でいることは困難だ。全体が安楽な中での、「安楽寝たきり」である。

そこに特別なことはない。本人、周囲が安楽であればよい。ご機嫌であればなお安楽だ。見たところはどこにでもいる寝たきり老人とその家族、医療者、介護者である。まずその一人を紹介しよう。

ベッド上に一人の老人がいる。ニコニコご機嫌である。周囲には家族がいる。「私も早く寝たきりになりたいわ」とか言っている。そこで介護の職員が訪ねてくる。「自分で起きなくていいんですよ。起こしますから」、そう言いながら老人を車いすに乗せる。「乗せるのが少しは上手になったでしょうか」と声をかけるが、老人から特に反応はない。ニコニコしているだけだ。

別の日には訪問診療の医者が来る。「調子はどうですか」と声をかける。老人はベッドでニコニコしている。血圧も測らず、診察もせず、何かあったらまた連絡くださいと家族に告げ、帰っていく。そこでは特別なことは何も起きていない。特別な医療も特別な介護もない。特別な家族もいない。特別なつながりもない。それでも安楽が得られる。それ以上のものがあればそんな幸せなことはないが、なくても十分である。

そこで起きている「こと」というのは、まさに「こと」であって、関係性であり、その空間すべてであり、そこへつながる時間すべてであり、さらには明日明後日と続いていく未来である。もちろんその先には、死がある。

ここには意志や選択はない。休みたい、休ませてあげたい。それは寝たきりの本人にとってというだけではない。家族も、介護者にとってもみな同じである。家族も、介護者も休みたい、寝たきりの本人からも休んでもらいたいと思われたい、そういう欲望がある。お互いがお互いの欲望を認め、助け合う結果としての「安楽寝たきり」、「安楽家族」、「安楽介護者」である。

これでもう十分「安楽寝たきり」について説明できた気もする。あとはここへ至る道のりの説明だ。それでは、「安楽寝たきり」を周囲からの支援の視点で具体的に眺めてみる。

不要な医療を遠ざける

「安楽寝たきり」のために何が必要かという考えは、「寝たきり」を安楽から遠ざける。医療が入り込むと「安楽寝たきり」を遠ざける。時々白衣を着て現れては、腕を血圧計で締め付けて帰っていく。それだけでも安楽ではない。朝何錠、夕何錠と薬を飲まないといけなくなるのも大変だ。やれ血圧が高いとか、血糖が高いとか、世話を焼かれる。

重要なことは、こうした医療と上手に付き合うことである。できる限り遠ざけることである。医療が不要な状況を作ることである。元気だったときに飲んでいた、高血圧や高コレステロールの薬はやめてしまえばよい。将来の病気の予防のために飲んでいた薬は、寝たきりになればやめたほうが良い。それだけでもずいぶん安楽になる。「明日のための薬を飲むくらいなら、今おいしいものを食べましょう」というわけだ。

そのためには、寝たきり老人を診察する医師が「安楽寝たきり」について熟知する必要がある。それは第4章に示したような勉強をすれば、自ずとそうなる。ただその勉強が難しい。それについてはまた別の本を書く必要がある。この勉強は、寝たきり老人側としても、もう十分死を先送りしてもらった結果の今なので、もうこれ以上の先送りは勘弁して、みたいな気持ちになれる効果がある。しかし、多くの人はそんな勉強しなくても、この先に示す支援や社会の変化があれば、容易に医療を遠ざけることができるだろう。

そうはいっても、痛い、苦しいとなると医療の助けが重要だ。健康で元のように元気になるための医療となるとむつかしく、可能なのは先送りまでだが、痛い、苦しいに対する医療は役に立つ。わかりやすい例としては、末期がんに対する緩和医療である。しかし、緩和医療はがんに限ったものではない。「安楽寝たきり」を維持するためにも、がんの末期同様、広い意味での緩和医療は大きな武器となる。

最低限の生活支援

支援も下手をすると医療と同じで「安楽」を阻害する。頑張ってリハビリしなさい。できることは自分でやりなさい。そんな支援は医療と同様、安楽を遠ざける。重要なのは最低限の支援である。

最低限であることがお互いの安楽を保証する。さらに健康のための支援でなく、生活のための支援である。

血圧を正常に保つためにきちんと薬を飲んでもらう支援は重要ではない。朝起きて、ベッドから起き上がるための支援、着替える支援、顔を洗う支援、朝ご飯を食べる支援、外出する支援、排泄の支援、つまり生活の支援である。健康のために生活を犠牲にしてはならない。これが「安楽寝たきり」のための基本原則である。

ここでの支援は、一般的に言えば「介護」ということになる。それを担うのは、家族であったり、近所の人であったり、専門職であったりいろいろだ。そのうちに介護ロボットが登場するかもしれない。気持ちのうえでの安楽は、家族による介護のほうが得られやすいかもしれない。ただ技術的な安楽さは、専門職による介護のほうがいいだろう。家族にも負担をかけたくないし、他人が家に入るのもいやという人にとって、介護ロボットは案外両面でいいのかもしれない。もちろんこれらの組み合わせも可能だ。こうした生活支援のパターンが多様化すれば、「安楽寝たきり」が一般的に普及する基盤となるだろう。この誰が介護を担うかという問題は後述する。

医療サービスといえばなじみがあるだろうが、生活支援といってもピンとこないかもしれない。しかし、現在すでに幅広い様々なサービスが提供されている。生活支援として介護保険で提供される介護サービスの一覧を表に掲げておく（表5―2）。

自宅で利用するサービス

訪問介護（ホームヘルプ）

訪問看護

夜間対応型訪問介護

看護小規模多機能型居宅介護

訪問入浴介護

訪問リハビリテーション

定期巡回・随時対応型訪問介護看護

居宅療養管理指導

自宅から通って利用するサービス

通所介護（デイサービス）

認知症対応型通所介護

短期入所療養介護（ショートステイ）

小規模多機能型居宅介護

地域密着型通所介護
（小規模デイサービス）

通所リハビリテーション（デイケア）

短期入所生活介護（ショートステイ）

生活環境を整えるためのサービス

福祉用具貸与

住宅改修

特定福祉用具販売

生活の場を自宅から移して利用するサービス

介護老人福祉施設（特別養護老人ホーム）

介護老人保健施設

特定施設入居者生活介護

認知症対応型共同生活介護
（認知症高齢者グループホーム）

地域密着型介護老人福祉施設
入所者生活介護

介護療養型医療施設

地域密着型特定施設入居者生活介護

介護医療院

介護予防のためのサービス

介護予防訪問看護

介護予防居宅療養管理指導

介護予防認知症対応型通所介護

介護予防短期入所生活介護
（ショートステイ）

介護予防福祉用具貸与

介護予防住宅改修

介護予防特定施設入居者生活介護

介護予防訪問入浴介護

介護予防訪問リハビリテーション

介護予防通所リハビリテーション
（デイケア）

介護予防短期入所療養介護
（ショートステイ）

特定介護予防福祉用具販売

介護予防小規模多機能型居宅介護

介護予防認知症対応型共同生活介護
（認知症高齢者グループホーム）

計画をつくるサービス

居宅介護支援

介護予防支援

表 5-2　介護サービス一覧

下り坂の支援

最低限の支援には、重要な側面がある。下ることを積極的に支持していくのも支援である。もう一度元気になるための支援ではない。徐々に衰えるしかない中での支援である。上るための支援でなく。下るための支援である。

「また一日お迎えの日が近づきましたね」というようなことかもしれない。あるいは安楽死ぎりぎりの支援というのもある。どうしても痛みや呼吸困難が取れないようなときに、意識が落ちて話せない状態になることを説明したうえで、鎮静剤を使って眠ってもらうことがある。眠ったまま亡くなることが多く、人によっては、これは安楽死ではと感じるかもしれない。下り坂の支援には、これまで本書でさんざん否定してきた安楽死につながる部分がある。ただそれは安楽死という極端を考えなくても、ぎりぎりの下り坂の支援を考えることで、今の日本で実施可能ということでもある。

話が極端に振れた。もう少し一般的なことで説明したほうがいいだろう。下ることを積極的に支持する支援の手前に、支援しないことによる支援というのがある。起きなくていいんですよ、歩かなくていいんですよ、食べなくていいんですよ、という支援が下り坂の支援である。支援者はむしろ何もしていないように見える支援だ。でも何もしないといっても、何もしないをしている。英語で言えば「do nothing」である。

「決める」でなく「決まる」

支援を進める中で、最低限の支援、下るための支援と同様に重要なことがもう一つある。「決める」のか「決まる」のかという問題だ。これまでさんざん取り上げてきた、能動／受動、意志と選択という問題を、決断という別の側面から眺めてみるということでもある。

自分自身が死に瀕したときに、どのようなケアを受けたいか、どのような医療を受けたくないかなどを前もって文書で残しておく事前指示書に代表されるように、当事者が自分自身の最期を決めるというのが現代の主流だ。自分自身で決められない状況が予想されれば、そのときには自分の代理を自分で決めるというやり方もあり、どこまでも自分が「決める」という点が優先される。

しかし、それはとても危ない決め方だ。例えば、難病で自立しての呼吸や口からの食事が困難になることが予想される患者で、患者自身が人工呼吸器や胃瘻《いろう》を拒否するという事前指示書を残したとしても、能動／受動の世界観の中では、これこそ能動ではなく、周囲や社会に遠慮した、受動的な決断になりがちな面がある。個人が書面を残したという事実を示しながら、社会がそれを背後で強制しているかもしれない。世界の主流は、中動／能動ではなく、能動／受動だからだ。

もう少し寝たきりに身近な問題で考えよう。例えばおむつを使うかどうか、ということは常に問題になることの一つだ。夜中の排尿のたびに、家族が起こされ、尿瓶で尿を取る。家族はおむつにしてもらって寝ていたいが、本人がおむつを頑《かたく》なに拒む場合がその一つである。

これも患者が「決める」となると困難な状況になる。患者がどうしても使いたくなくて、使わないことに決めたとか、家族の負担を考えてつけることに決めたとか、いずれも誰にとっても厳しい決断になる。

大事なことは「どちらでもいい」ということではないだろうか。決めるのはむつかしいが、時間をかけていろいろ話しているうちに決まってくる。「決める」のでなく「決まる」のを待つという気の長い戦略だ。このやり方が一番全体の納得を得やすいかもしれない。もちろん時間をかけることがむつかしい場合も多い。そんなときは医療の出番だ。もちろん介護でもよい。「ここはおむつを使いましょう。それがいいと思います」と一見パターナリスティックに医者や介護者が進めていくのである。これを、医者や介護者が勝手に決めるのはだめ、というのは能動／受動の世界である。これを医者からの強制ではなく、みんなそれが一番いいよねという結末に導けるかどうか、それが医者、介護者の力量ということなのかもしれない。

こう書いて正直書き直したい気になる。なんだか医療者側からの強制を中動態とか言ってごまかしているだけのようにも思える。むつかしいところだ。やはり個別の臨床現場での対応には限界がある。寝たきりに対応する世の中全体が、中動／能動の世界へと移行していく必要がある。

寝たきりに寛容な社会への変化

本人が「寝たきり」を欲望し、医療をできるだけ遠ざけ、最低限の下り坂の生活支援を受け、「決める」と肩ひじ張らずに、「決まる」方向で、「安楽寝たきり」を実現しようとしても、そこで壁になるのが、今の社会である。「安楽寝たきり」が局所的にしか実現されないのは、この社会の壁のせいである。ただ逆に言えば、社会の壁が壊せれば、一気に「安楽寝たきり」が実現するかもしれない。

それを実現するための社会を一言で表せば、寝たきりに寛容な社会である。長生きした挙句の寝たきりは避けがたい。最後に休みたいと思うのは当然だ。休みたいのであれば、全体でもって支援する社会の実現である。

健康長寿というのはそれと反対の世の中である。健康長寿がメインである限り、「安楽寝たきり」に寛容な社会の実現は困難だ。そこでどうすればいいのか。どうしたら「寝たきり」に寛容になれるのか。どうしたら、健康でなくてもいいんですよ、長生きしなくてもいいのですよと言えるのか。世界一の長寿を達成した日本なら、ただそう言えばいいということのような気もする。後期高齢者の健診に投入している予算を、すべて介護へ投入し、健康長寿のためのものは中止し、すべて「安楽寝たきり」のための予算に振り替えればすぐにでも実現できるかもしれない。

しかし、政治が中動態を実現するのはむつかしいだろう。政治はどうしても意志決定機関としての役割を果たすほかない。政策を決めるのでなく、決まるという状況は現実的ではない。政府が「国民の寝たきり欲望を支援します」という世の中はまだまだ遠い気がする。そうなると、個別の人たちの動きが重要だということか。議論が振出しに戻る。個人個人の問題であり、社会全体の問題でもある。医療介護でも、政治においても、はっきりした解決策を明示できるわけでなく、現時点では、たまたま「安楽寝たきり」が実現したり、しなかったりということでしかない。仕方ない、議論を個別の状況に戻そう。

周囲が寛容であるために

「安楽寝たきり」実現のためには、周囲の支援や寛容な社会が必須である。しかし、それは支援する家族や社会の側からすれば大きな負担でもあるし、最低限のと言ってみたところで、その最低限が簡単なことではない。簡単どころか、介護殺人のような事件は「寝たきり」の家族を抱える人にとって極めて身近な問題だ。寝たきり側の視点ばかりでは、寛容どころか、支援のスタートにすら立ちにくい。

以前、認知症で毎晩せん妄と被害妄想が止まらない母を自宅で看取った娘がしばらくして外来に来て、話してくれたことを思い出す。

「介護をしながら、自分の母や父に早く死んでほしいと思うことがありました、でも、『思うだけならそんなふうにいくら思っても構いません。ただもし本当に手をかけそうになったら、手をかけずに電話をかけてください』というスタッフの話に本当に救われました」というのである。ここでダジャレを入れるかというツッコミがあるかもしれないが、このダジャレもある種の効果があったのかもしれない。死んでほしいなんて思うことはよくあることだし、そんなの普通よ、みたいな感じが出ていて、大きな救いになった可能性もある。

みんなそんな状況になれば、誰でも自分の親ですら死んでほしいと思う。そんなことを簡単に口に出せれば、それが解決の糸口になる。それは「死を避けない社会」とも大きく関係している。

逆に介護殺人の多くは、死は避けなければいけないという思いが強すぎて、無理を重ねて、逆に殺人に至るという状況がある。これは「死を避ける社会」の結末だ。

しかし、こういう極端な状況だけでなく、もっと一般的なところから考える必要がある。「安楽寝たきり」のためには、周囲も「安楽」でなくてはいけないということだ。寝たきり本人の安楽が家族の犠牲の上の安楽であっては、それは決して「安楽寝たきり」ではない。

こうした状況を避けるために最も重要なのは、家族ではなく、医者でもなく、介護の専門職の支援を第一に考えるということではないか。呪いの言葉を決して発しない、中動態としての寝たきりをよく理解した、寝たきり欲望を解放できる専門職が、支援の中心になることである。まずは寝たきりの人に向かって、「まず横になって休んだままでいいんですよ。あとはいろいろ手伝いますから」、そんな一言から始める。

介護の専門職は寝たきりの人の介護を欲望する。ここでも、支援したいという能動よりも、中動態である欲望がカギになる。あるいは仕事として支援する、ということでよいかもしれない。さらに介護専門職の支援の対象は、実は寝たきりの人の家族のほうだったりする。「家族の方もいろいろ大変ですから、家族の方も少しでも楽でいられるようお手伝いしますよ」、そんな感じである。

家族は何もしないで済ませられるなら、何もしないほうがいいかもしれない。横で寝ているだけで、夜中におしっこと言われても寝ているだけ、水が飲みたいと言われても寝ているだけ。あるいは声が届かない別の階で寝るというのもいいかもしれない。そうなるとまた今度は寝たきりの本人が安楽でない。むつかしい。そこで間を取る。夜だけはおむつにしてとか、水は吸い飲みに入れて置いておくとか、別の階で寝ている場合は、同じ階で寝るとか、案外そんな形式的な対応が有効かもしれない。また1、2週間施設に行くとか、月の単位で入院して距離を取るという手もある。あるいは特別養護老人ホームの様な、長期の入所を検討してもいいかもしれない。ここでも、在宅は無理、施設はだめ、入院はだめという決めつけをできるだけ避けて、全体が安楽でいられるような方向をみんなで見出していくほかない。

ただ現実には、介護者は休みたいが、寝たきりの本人が自宅を離れるのを嫌がるという対立が解消しない場合は多く、介護現場で最も日常的な問題の一つだ。こうした現実は、「安楽寝たきり」は既にあるものだと言ってみたところで、実現しているところはまだまだごく少数に過ぎないということでもある。

ここで「安楽寝たきり」について一度まとめておこう。「寝たきり」は本人の問題と思われがちだが、そうではない。安楽死同様、「安楽寝たきり」も、実は周囲の問題、家族や医療福祉の専門職の問題、さらには社会の問題である。周囲の支援が「寝たきり欲望」を解放する。さらに寝たきりの生活を支援する周囲のあり方が「安楽寝たきり」を可能にする。さらには、その背景に寝たきりに寛容な社会が実現すれば、あっという間に「安楽寝たきり」が世界中に実現するかもしれない。最も楽観的なまとめではあるが、希望も込めて、こうまとめておく。

寝たきり老人一人ひとりの環世界

「安楽寝たきり」を本人の寝たきり欲望と周囲の支援と寛容の面から、中動態をキーワードに眺めてきたが、周囲の支援と寛容も、本人の寝たきり欲望を支援するばかりではない。過剰な支援が「安楽寝たきり」を脅かすこともあるし、寛容が見捨てられたという感情につながることもある。また、すでに「安楽寝たきり」が達成されていれば、そこに必要なのは支援や寛容だけでなく、むしろ何もしないことであったりすることは前項でも指摘した。この「安楽寝たきり」の安定維持のための何もしないことの重要性を、ここでは周囲の問題ではなく、本人の「安楽」の問題に焦点を当てて、もう一度見直してみる。

訪問診療を受けている患者の中には、5年、10年という単位で寝たきりのまま訪問を受けている人がいる。そうした人はだんだん下っていくとは言いつつ、安定した日々を送っている。寝たきりには、もともと安定した面があるのだ。

前節では、周囲の支援と寛容が「安楽寝たきり」をもたらすと書いたが、その反対に、寝たきりの安定性が最低限の支援で十分な状態を作ったり、周囲の寛容をもたらしたりする。ここにはお互いが相互に影響し合う、エコロジカルな、生態学的な安定状態がある。

その生態学的に安定した寝たきりの世界を理解するうえで、「環世界」という言葉をぜひ紹介したい。「環世界」とは、ヤーコプ・フォン・ユクスキュルというドイツの理論生物学者が提出した概念である。一般にどんな生物も同じ時間、同じ空間で生きていると考えがちだが、ユクスキュルは、すべての生物は別々の時間と空間を生きていると言う。

例えばマダニが生きる世界。マダニのメスは交尾を終えると木によじ登る。そこでその下を哺乳類が通るのをひたすら待つ。正確に言えば酪酸のにおいがするのを待つ。哺乳類が発する酪酸という物質のにおいを感知し、それに引き続いて摂氏37度の温度を感じると、枝からダイブする。降りた先が確かに37度であれば、毛の少ないところを探して吸血する。マダニにはこの酪酸のにおい、37度の温度、毛の少ない場所という三つの情報だけがある、それ以外の情報は一切ない世界で生活していると言う。この三つの情報のみを得て生活している世界をマダニの生きる「環世界」というのである。これは他の生物とは全く違う時間、空間、つまり独自の世界を生きているということだ。

この環世界という概念を、寝たきり老人に適応してみよう。日が差し、朝がくると目が覚める。しばらくすると誰かが現れ、まずおむつを交換してくれる。さらに30分ほどすると、ベッドの頭側を立てて、ベッドにかかった台に朝ご飯を載せ、食べさせてくれる。さらに4時間ほどすると、今度は椅子に移してもらって、テーブルで昼ご飯である。この後おむつを替えることもある。その後は椅子に座ったまま外の景色を眺めているか、テレビを見ている。時には車いすで外出することもある。さらに数時間が経過すると、またテーブルで夕ご飯、そのあとベッドに移してもらい、おむつ交換。ベッドを平らにしてもらって、そのうち眠る。するとまた次の朝がくる——。

この寝たきり老人は、起きる、出す、食べる、座る、食べる、出す、食べる、出す、寝る、という環世界を生きている。それ以上の助けといっても、環世界を乱すだけかもしれない。

寝たきり老人は、意外に安定した環世界を生きている。最低限の支援が重要というのも、それすら余計な助けで、環世界を乱さないようにするほうが、大きな助けになるという考え方もできる。

ただこれを、寝たきり本人の独立した環世界の問題と考えるのは間違っている。安定した環世界は、周囲との関係性によって初めて実現するエコロジカルなものだ。ダニの環世界も、よじ登る木があり、下を通る哺乳類があって初めて成立する。ここにあるのは能動／受動という一方向性の影響ではない。能動／受動とは異なる中動態的な相互の影響である。ダニ、木、哺乳類の相互に関係があり、する／されるという単純な関係があるわけではない。そもそも能動／受動という一方向の単純な関係では安定が得られにくい。だからこそエコロジカルな相互に影響し合う世界が結果として成立している。誰かの意志で維持するという無理は環世界では成り立たない。環世界もまた中動態の視点で眺めてみると、独立した世界ではなく、関係性の世界である。相互に依存する中での安定という「安楽寝たきり」の重要な側面が浮き彫りになる。

この環世界という概念も、実は先の『中動態の世界』の著者、國分功一郎の『暇と退屈の倫理学』からの引用である。[23]

様々な寝たきり

ここまでは、本人の問題、周囲の支援、社会の変化という大きな枠組みの中で、様々な寝たきりをひとまとめにして取り上げてきた。実際には、寝たきり自体も、原因となる病気により大きく違う。第4章では寝たきりになる以前の医療の現状について、疾患別、状況別に検討したが、ここではがんと認知症で寝たきりとなった場合について、「安楽寝たきり」の視点からまとめておく。また「安楽」を超越するような、思いもよらない寝たきりもある。それはまた基にある病気とは全く関係のないところで実現される寝たきりの一つだ。ここでは、そんな寝たきりについても取り上げ、そのうえで、もう一度寝たきり全体の検討に戻ってきたい。

がんによる寝たきり

ここまで取り上げてきたのは、がん以外の脳卒中や心不全、あるいは老衰などの場合を想定したある程度長期の寝たきりであったが、がんの場合はちょっと状況が異なる。

がんによる寝たきりは数日から数カ月と短い場合が多い。また末期のがんで寝たきりとなると医療による先送りの効果も乏しい。末期がん患者に対する酸素投与[24]や点滴の効果[25]についてのランダム化比較試験の結果を見てみよう。どちらも先送りの効果すらないことが示されている（図5－1、2）。

そうなると、前述した寝たきりとは事情が変わってくる。がんによる寝たきりの場合、最初からケア、介護を利用して、自宅なりホスピスなりで、安楽に過ごしましょうということになる。第3章の患者で見たとおりである。「つらい治療よりも、寝ていらしていいですから、楽に過ごせることを目指しましょう」という、寝たきり欲望支援が基盤にある。医療者側も医療より、介護、ケアの立場に立っている。

緩和ケアという言葉は、終末期のがんへの対応としては、ずいぶん普及した。モルヒネなどの麻薬を使った鎮痛はその柱の一つである。早期の緩和ケアの導入が寿命の平均を3カ月近く伸ばしたというランダム化比較試験の結果もあり[26]、むしろケアのほうで死の先送り効果があるという事実が示されている（図5－3）。

がんの寝たきりに対しては、医療による先送り効果が期待しにくいので、治療をしないと死んでしまいますよというような呪いの言葉が医療者側から発せられることは少ない。逆に患者のほうが、どこまでも治療をあきらめきれず、このまま放っておいたら死んでしまうと、自らに対して呪いをかけることがある。これは呪いというより、どこまでも治療の希望を捨てない、できる限り生きたいという気持ちと言ったほうがいいかもしれない。ただ、免疫チェックポイント阻害薬と呼ばれる

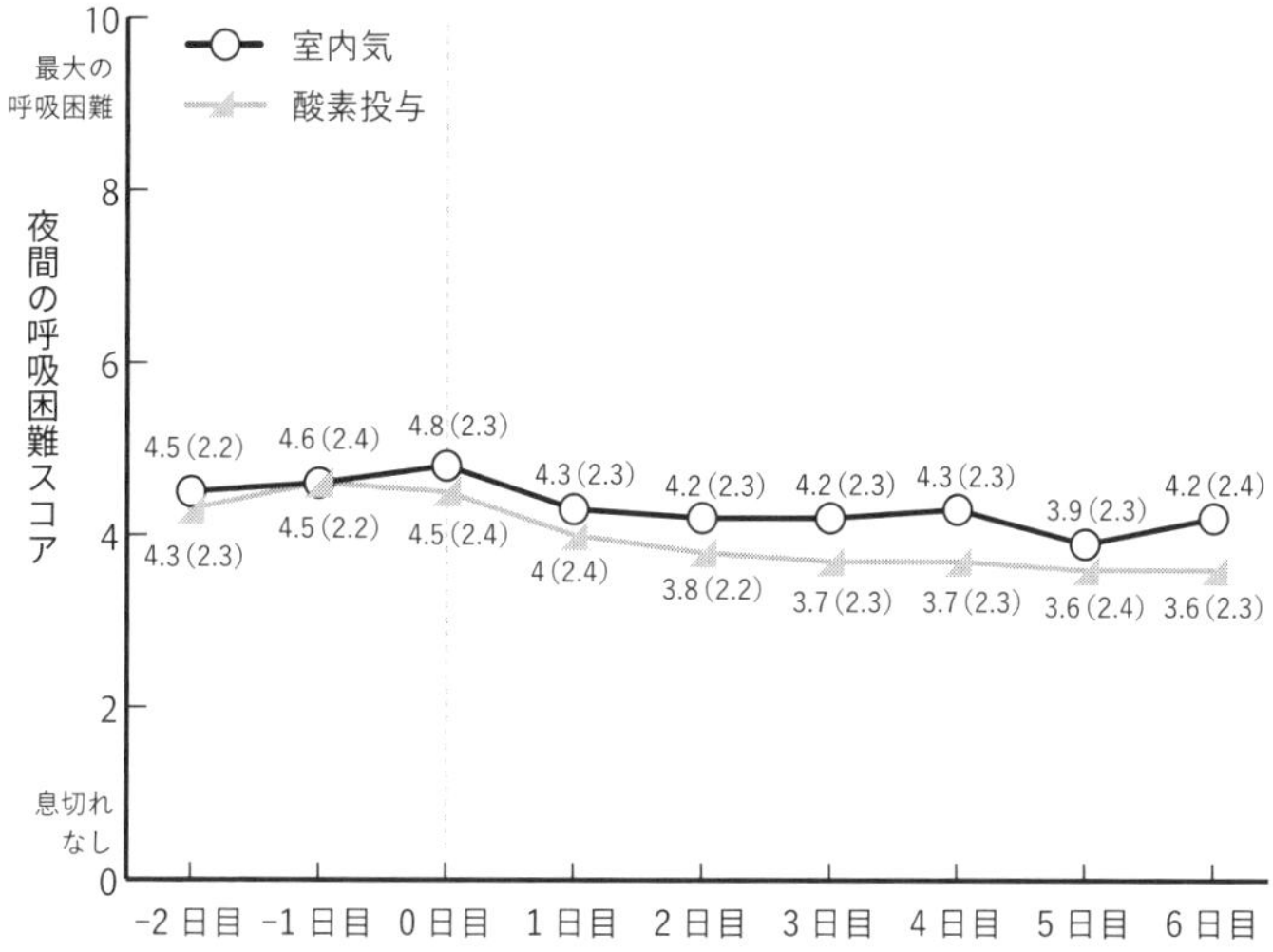

図 5-1　終末期患者に対する酸素投与の効果（出典：Lancet. 2010; 376:784）

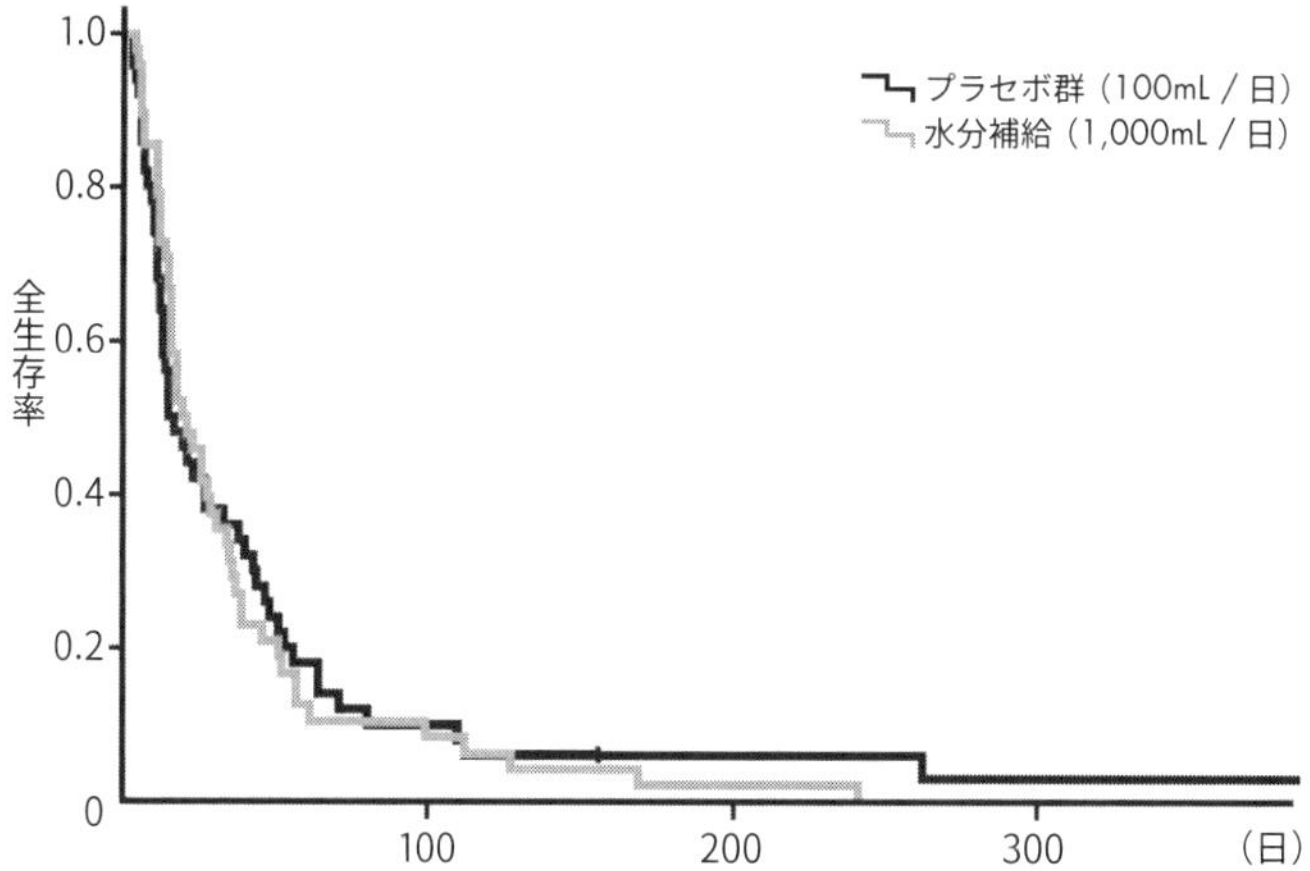

図 5-2　終末期患者に対する点滴の効果（出典：J Clin Oncol 2013; 31:111）

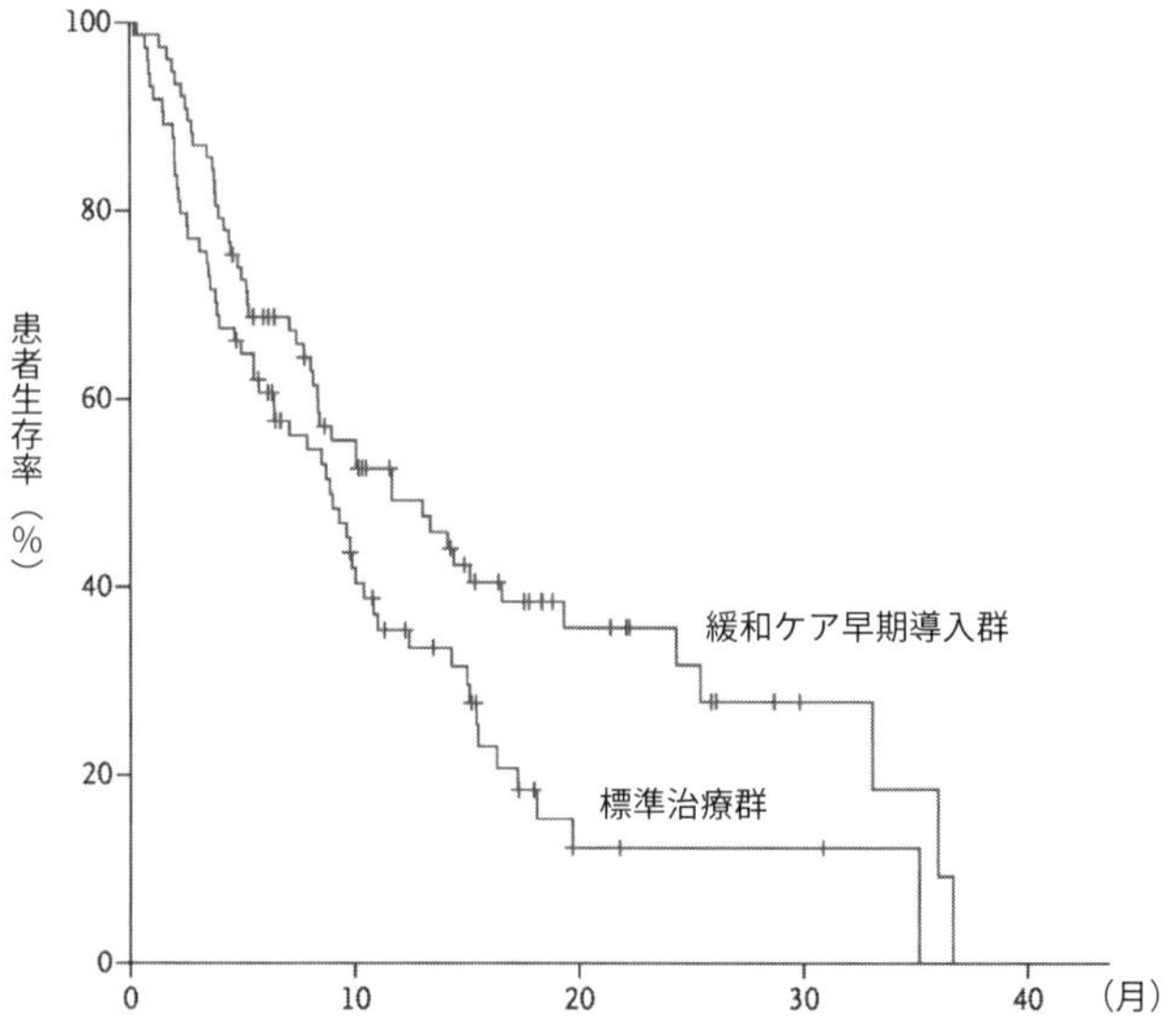

図 5-3　**早期の緩和ケア導入と生存率**（出典：N Engl J Med 2010;363:733）

オプジーボ、キイトルーダというような薬によって、末期のがんであっても助かる可能性が出てきており、放っておいたら死んでしまう、治療をすれば助かるという場合もある。少ないながらがんが完全に消失して治ってしまった例も報告されている。

ただ、それは年単位の先送り、あるいはがんの治癒を実現するかもしれない希望ではあるが、逆に効果がない場合には、どこまでも治療に期待をかけて、最期の寝たきりの状態で十分なケアが受けられず、「安楽寝たきり」が実現できなくなる可能性を増すかもしれない。

がんによる寝たきりでは、医療を離れて、あるいは緩和医療というかたちで、寝たきり欲望を支援する仕組みがかなりできつつある中で治療の希望をつぶしやすい。逆に今後の治療の進歩によって治癒の期待が大きくなれば、その反対に、先送りにとらわれて、「安楽寝たきり」を失うかもしれない。そうならないためには、治療もケアも並行して進めていくことが重要である。治療を続けながらでも、「安楽寝たきり」への対応は可能だからである。もちろん治療によって安楽が減じる可能性があるのは考慮したほうが良い。治療だけに集中するのは危険、ケアは必須。両方やるなら介護、ケアを重視する。これががん患者の「安楽寝たきり」の大雑把な方針だが、先の一般的な寝たきりに対する対応と同様である。

認知症による寝たきり

認知症による寝たきりにも特徴がある。寝たきりによって介護負担が大幅に減ることである。徘徊して、行方が分からなくなったり、夜間にせん妄で動き回ったり、尿や便であちこち汚してしまったりということは、寝たきりによってあまり起こらなくなるからだ。だから、介護者たちが、認知症患者に対して寝たきり欲望を抱くことはたやすい。ただ、そんなことを思うべきではないというブレーキはかかるだろう。ブレーキがかかりすぎて、寝たきりになってほしいなんて絶対に思っていないという人がいるかもしれない。でも寝たきりになってほしいと思っても構わないのではないか。寝たきりになってほしくないという気持ちも、寝たきりになってほしいという気持ちも、どちらも本当だ。人間とはそういう矛盾に満ちており、それでいいのではないか。しかし、これはあくまでも介護側の話で、本人はどうであろうか。

本人の寝たきり欲望形成に関しては、先ほどの環世界の概念を利用して、認知症患者本人の環世界がどうなっているか考えてみる。

認知症患者は一般の寝たきり患者よりもさらに独自の環世界を生きている。それは周囲の人には理解しがたい場合が多いかもしれない。その寝たきりになるような重症の認知症患者の環世界を介護側が理解しようとしてもほとんど不可能だ。周囲が認知症患者の環世界を、理解はできなくても理解しようとする、あるいは少なくともその独自の環世界を認めるというのが実際的だろう。

認知症患者に対する助けが、その環世界を変えようというものになると、拒絶に合う。助けにならないばかりか、かえって徘徊やせん妄などの介護者、家族、医療者をはじめとした周囲の人たちにとっての問題行動を引き起こす。認知症患者の環世界を認め、周囲が助けることで日々の生活が成り立つようにすれば、もともと認知症患者は独自の環世界に生きているので、最小限の助けのほうがうまくいく。

認知症患者は寝たきりになった状態でも、その独自の環世界は安定しているのではないだろうか。もちろんこれは仮説に過ぎないが、そう考えて都合が悪いことはない。寝たきりになりたいとか、なりたくないとか、そんなことに関係なく、安定した環世界にいる寝たきりの認知症患者に対してできること、それは恐らく余計なことはしないということだ。

これは事実というより、単に私自身の臨床経験と環世界という概念に基づくもので、怪しい面がある。ただ、大きくは外れていない気がする。

「こんな夜更けにバナナかよ」

高齢になってからというのでなく、若いころから数十年間の寝たきりを受け入れて生活している人たちがいる。筋萎縮性側索硬化症などの難病患者たちである。最終的には手足は全く動かず、かろうじて目が動くだけ。呼吸も自分ではできず、人工呼吸器に頼り、食事も胃瘻《いろう》から栄養剤の注入で行うという状態になる。日々の生活のありとあらゆるところで助けが必要である。こうした現実は老化による寝たきりにも十分参考になる。

ここで取り上げる欲望は、寝たきり欲望とは異なる。寝たきりになったうえでの、通常の欲望だ。その欲望形成にどう向き合うか。そこを考えてみる。

『こんな夜更けにバナナかよ』（渡辺一史、北海道新聞社）は、大泉洋主演で映画化もされた[27]。この本は、筋ジストロフィーという筋肉の病気で寝たきりとなった男性を取材したノンフィクションである。人工呼吸器につながれ、手足はわずかに動く程度、自分では寝返りも打てない状態であるが、ある夜中のこと、夜間泊まって世話をしてくれるボランティアに対して、バナナが食べたいので今から買って来いという事件が、この本の表題になっている。「うるさい、こんな夜中に買いに行けるかよ」とボランティアは思うが、いやいやながら買いに行く。主人公は、世話をしてくれるボランティアや介護ヘルパーの人たちに対して、遠慮することなく、してほしいことを要求するのだ。お願いされた方は、時には「そんなことはできない」などと、主人公と喧嘩になったりするのである。主人公はまわりの人に対して、「すみませんが○○してくれますか」という謙虚な態度では全然ないのだ。

案外素直に欲望を発散すれば、できることはできるし、できないことはできないし、寝たきりでない人と同じく、欲望が叶えられたり、叶えられなかったりする、そんなことなのかもしれない。おそらく一つひとつの欲望を満たすことができるかどうかは、大きな問題ではない。寝たきり欲望のほかにも、多くの欲望がある。たくさんの欲望があること自体が重要なのではないか。寝たきり欲望の形成も、その他の多くの欲望を持てるかどうかに依存する部分がある。夜更けのバナナを含め、多くの欲望を持つことで、寝たきり欲望もまた維持されているのだ。

寝たきりになるくらいなら死んだほうがましだという人は、『こんな夜更けにバナナかよ』を読んだり観たり、さらにはこうした難病患者を訪ねてみるといいかもしれない。そのうちの何人かは気持ちが変わるのではないだろうか。寝たきりもなかなか偉大なことだと。そこには意志で左右できるものとは違う、避けがたい現実の中での欲望がある。

私自身は、こうした難病の患者の訪問診療も受け持っているが、本当に偉大な人ばかりだ。老化というすべての人に共通な状態とは別に、個人的な困難が次々現れる。難病の多くはゆっくりと症状が進行する。歩くのが困難になる。座った姿勢が維持できなくなる。手足が動かなくなる。飲み込むのが難しくなる。しゃべることで意思の疎通ができなくなる。息ができなくなる。最終的には、胃瘻からの栄養、人工呼吸器の装着という高度な医療に依存しながら、そうした状態での10年以上にもわたるベッドの上での生活。それを自分が続けることを想像してみても、ほとんど想像できない。難病の人は偉大というほかない。私もまた、能動／受動の世界の欲望に振り回されている一人であることを自覚する。

死に際での意外な一言

難病患者ではないが、もう一人偉大な人を紹介したい。先日、寝たきりですでに死が間近に迫っている男性のところを訪問したときのことである。食事もほとんどとれず、呼吸困難が進行し、決して楽な状態ではないはずなのだが、訪問するとニコニコしている。家族は「ドクターが来たときはニコニコするんですけどね」なんて言う。診察が終わって帰ろうとしたとき、何か繰り返し話されるのだがどうしても聞き取れない。呼吸状態が悪いためか、言葉をはっきりと発音できないのである。もう一度、もう一度と言うこちらの催促に何度か応えようとした後で、ようやく聞き取れた言葉があった。とぎれとぎれに、「じょーだん」、そう言って笑ったような表情に見えた。なんと死に瀕した状態で、言おうとしていたのは「冗談」だったのだ。忘れがたい瞬間だった。数日後に患者を自宅で看取った後、大事な父、祖父を失った悲しみの中、家族にこのときのことを話さないまま帰ってきてしまった。今でもなぜ話さなかったのかと後悔している。「寝たきりも案外楽しかったんじゃないでしょうか。息も絶え絶えの中で、いったいどんな冗談だったのか。考えているんです」そんなふうに家族に話せばよかった。

自分が同じようになったときに、こんなふうに生きられるだろうか。そう考えると、自信は全くない。そんな人たちのお手伝いが多少なりともできれば、それによって、少しは偉大な患者さんたちに近づけるかもしれない。しかし、現実はこうした患者の欲望に十分応えられず、多少のお手伝いすらできないこともある。寝たきりは決して後ろめたいことではない。後ろめたいどころか、寝たきりの中での聞き取れない冗談で、残された者が生き続けるエネルギーをもらったりする。それは私自身が日々経験していることである。

寝たきり欲望以外の欲望

寝たきりになりたいという欲望形成支援ということで始めた寝たきり患者に対するアプローチであったが、寝たきりになりたいという欲望は、多くの欲望の一つに過ぎない。その他の欲望も重要である。先の難病患者や死に際に何か言おうとした患者ではむしろそこに焦点を当てた。

そのうちの一つが「バナナ」であり、「冗談」である。いくら寝たきりが安楽であっても、寝たきりだけで生きるのは安楽ではない。寝たきり以外の欲望形成支援も重要だ。

日々の診療でよく問題になるのは、胃瘻をつくるかつくらないか、点滴をするかしないか、入院をするかしないか、などである。しかし、これらの欲望は健康長寿につながる欲望と言っていい。そうした欲望は最後に必ず裏切られる。ここで重要な欲望は、「バナナ」であり、「冗談」である。

医療、介護、あるいは家族に期待される欲望形成支援は、胃瘻や点滴の問題だけでなく、健康や長寿にかかわらないような、「バナナ」や「冗談」、いうなれば、日々の「バラ」に関する欲望形成支援である。人はパンのみにて生くるものにあらず、人は寝たきりのみにて生くるものにあらず、もちろんパンも食べ、寝たきりも求めるが、「バラ」も求めよう。これも『暇と退屈の倫理学』からである。私なりに言い換えれば、人は健康長寿のみに生くるものにあらず「死にがい」も求めよう、ということになる。

胃瘻は「死にがい」たりうるか。点滴は「死にがい」たりうるか。そんな視点が、多くのことが決まっていく基礎になるといいのではないか。もちろん胃ろうや点滴も「死にがい」たりうるかもしれない。しかし、「死にがい」は、「バナナ」や「冗談」のようにもっと身近にもある。何気ない一言だったり、周囲の人が見せる一瞬の表情だったり、着ている服だったり、そっと触れた手であったり、たまたま流れてきた歌だったり、そういうものだ。

10年後の寝たきり

先に提示した患者のその後について、寝たきり欲望形成支援をしたうえで一体どんな結末が予想されるか、書いておこう。

一人暮らし。遠方の息子の正月に帰って来たり来なかったりという状況は変わらない。心不全を治療しながら何とか自宅で生活していたが、80歳を過ぎたころより、動いたときの息切れが悪くなり、90歳を前にしてほぼベッド上の生活である。外出するのはデイサービスだけである。息苦しさがひどくなり心不全の悪化で何度か入院したが、治療で改善し1、2週間で退院した。薬を飲むのも大変なので、最低限の朝1回だけにしてもらっている。入院の度に自分でできることが少なくなり、動くと苦しいし、自分でもあまり動きたいという気持ちがなくなってしまった。ヘルパーやデイサービスでは、私たちが手伝うのでそんな無理して動かなくていいというので甘えてしまったこともある。今まで一人で頑張ってきたんだからいいじゃないと言ってくれると、確かにこのまま寝ているのも悪くない気もする。もっとリハビリとか頑張ればよかったかもしれないとも思うけど、元気なままだと息子はかえって困るかもしれない。息子はめったに来ないが、息子と同年代のリハビリの先生が時々来てくれる。息子よりいい男だし、息子より気楽な面もある。ベッドで寝ているのも案外気楽で、訪問診療の医者が月に1回は来てくれて、何かあれば電話で応対し、必要なら往診もしてくれる。なんだか後ろめたい気もするが、食事や着替えも何とかできているし、トイレもおむつは使っているけど、手伝ってもらえばベッドわきの便器に座ってすますことができる。寝たきりになることをずいぶん心配していたが、思っていたほど悪くない。それでも以前は、寝るときに朝が来なかったらなんて心配していたが、今は反対に明朝、目が覚めなければと思うことが多い。これが何年も続くようだと心配だが、みんなが良くしてくれるので、今の生活が続いていけばと思っている。

医療の出番はあまりない。日々の生活を支援する介護サービスが重要である。またそのサービスを重要と思ってもらえることが安楽な日々を支えている。

寝たきりは案外悪くない。寝たきりになりたくないという欲望よりも、あんまり頑張らずに寝たきりになったほうがいいという欲望を優先し、安定した生活を送っているという結末である。うまくいかないときもあるだろう。ただこんなふうにうまくいくこともある。

寝たきり欲望と「死にがい」

人は寝たきりになって死ぬ。寝たきりは「死にがい」の一部である。休みたい、寝たきりになりたいなんてダメというのは、「生きがい」にとらわれるからだ。寝たきりとは、徐々に死んでいく過程でもある。完全な死に至る途中経過と言ってもいい。さらに言えば、人の一生は生まれたときに最も死から遠く、その後は徐々に完全な死に近づいていく過程に他ならない。寝たきりもその一里塚に過ぎない。生の中にも、生と死の両方がある。生まれてすぐから、年を重ね、寝たきりから死に至る過程で、死の割合がだんだん大きくなる。「生きがい」よりも「死にがい」が重要になってくる。

寝たきり欲望形成のあと、「安楽寝たきり」にたどり着けば、もはや「生きがい」より「死にがい」こそが生きがいかもしれない。そして「安楽寝たきり」こそが「死にがい」の一つに違いない。

その「死にがい」を「寝たきり」と同様に欲望の面から考えてみる。死に向かう欲望である。また安楽死を予想されるかもしれない。しかしそうではない。安楽死からは遠いところで、意志とも、選択とも、決断とも違うところで、死を欲望する。そういう方向性である。

死を避けない社会

寝たきりから死への一般的な道のり

高齢者が「安楽寝たきり」を実現したあと、寝たきりから死への一般的な道のりを概観してみよう。ケアや介護で安定した「安楽寝たきり」を続けるといっても、多くの障壁がある。寝たきりの原因となった心不全や脳卒中が悪化したり再発したりするからだ。褥瘡《じょくそう》、いわゆる床ずれができることもある。熱が出たり、咳が出たり、下痢になったりすることはしばしば、入院するかどうか検討が必要なこともある。肺炎や腎盂腎炎《じんうじんえん》、胆石胆嚢炎などの重症の感染症はその代表だ。そうなると、介護、ケアより医療が優先されることが多い。家族の大部分はこうした状況では医療を望む。寝たきりの本人は入院を拒む場合も多い。一度入院を経験したりすると、入院だけは二度と勘弁と言う人もいる。そこでも医療よりも介護・ケアを優先するという対応はあり得る。回復に向かえば再び「安楽寝たきり」の生活が待つ。回復できなければ、寝たきりから死へ向かうことになる。

いったん入院してしまうと、退院できずに入院したまま亡くなることもある。回復しても、自宅での介護が困難となり、特別養護老人ホームなどに入所する場合もある。再び自宅へ戻って生活を続ける人もいる。

あるいは介護者が疲れ果てて、自宅での介護が困難になることも多い。介護サービスを使って短期間施設に入所したり、包括ケア病棟という入院施設を利用して一時的に入院することもある。一時的な対応でなく、療養型病床や特別養護老人ホームに入院入所になることもある。また寝たきりの本人が、こんなにいろいろな人の手を煩わせるのは忍びないと言って、自ら入院や入所を希望する場合もある。

痛みや息苦しさなどの症状もしばしば起こってくる。ただ症状に対してはその都度、緩和する治療がある場合が多い。ここではまた医療がそれなりに役に立つ。しかし、症状がコントロールできず、早く死なせてくれと訴える人もいる。ここにはまた安楽死や自殺の問題が顔を出す。

多様な身体的、心理的、社会的なイベントを繰り返し、寝たきりの状態を続けながら、様々な経過を辿って、死に近づいていく。それは、病院であっても、施設であっても、自宅であっても同じことだ。緩徐な変化と急激な変化を繰り返しながら、どこかで回復不可能な状態に移行していく。食事がとれないとなると1、2週間、尿が出ないと数日、呼吸がゼイゼイしだせば数時間、下顎呼吸といって顎であえぐような呼吸となれば1時間以内、というような経過で死に至る。

いろいろなことが起こる。「安楽寝たきり」にも安定、不安定がある。ただ坂を下っていくわけではない。体や生活面ばかりを検討してきたが、死に対する恐怖というこれまで取り扱っていない大きな問題もある。「安楽」とはそもそも心理的な面が強く、非常に個別性の高いものでもある。一口に「寝たきり」と言っても、原因となる病気や家族の状況など個別性が高く、一般化できるかどうか、一般化していいものかもわからない。ただ、行きつく先が死ということだけは同じである。

死の恐怖、不安

ここまでは主に寝たきりの身体的な面と、周囲や社会を含んだ欲望形成支援を中心に記述してきた。しかし寝たきりから死に至る過程は身体的な面だけではない。むしろ心理的な過程こそ問題である。また「寝たきり欲望」を解放し、「安楽寝たきり」を日々継続するためには、死の恐怖、不安という大きな障害を乗り越える必要がある。

ここでの議論のために死の恐怖と不安を一応区別しておく。死の恐怖はより死が身近に差し迫った状況、死の不安はまだ死は迫ってはいない状況である。

死の不安に対して、「安楽寝たきり」の本人は意外に落ち着いていることが多い。「もういつ死んでもいい」などという人もいる。むしろ、「早くお迎えが来てくれないか」と、死が来ないことに不満を言う人もいる。

もちろんそれが不安の裏返しかもしれないし、苦しいから早く死にたいということかもしれない。しかし、実際に私自身が臨床の中で接する寝たきりの人たちは、「安楽寝たきり」という安定した環世界に浸って、不安を感じていないように見える場合も多い。

食事も減り、夜はたびたび眠れず、便が出なくて苦労する寝たきりの高齢者、というような状況にはしばしば遭遇する。家族からは、「便秘がちで、食事が少なくなって大丈夫でしょうか。夜もあまり眠れていないようです」と連絡がくる。しかし訪問してみると、当の本人はベッドの上でニコニコしていたりする。「あまり食欲がないんですか?」と聞いても、「そんなことはない」と言うが、そこへ間髪を入れず家族からツッコミが入る。「最近全然食べてないでしょう」という具合に。このまま食べずに死んでいくんだなという本人と、食べないと死んでしまうという家族、死の不安を既に乗り越えたような寝たきりの本人と死ぬことが不安で仕方がない家族、訪問診療ではよくある光景だ。

またケアマネージャーや訪問看護からも、「最近、酸素の値が低いことがたびたびあります。大丈夫でしょうか」というような問い合わせがくることも多い。そんな連絡をもらって本人を訪ねていくと、本人はベッドの上でいつもと変わりがない様子。「調子はどうですか?」と聞いても、「どこも悪くない」。ここでも本人は何も不安を感じていないのに、周りが不安でざわざわする。これもまた訪問診療ではよくあることだ。

こうしたケースは在宅での生活を望んだ人たちを相手に感じたことなので、一般論にはできないだろうが、死の不安から自由な「安楽寝たきり」の人がいるというのは間違いない。まずはその事実を指摘しておきたい。

死の不安から恐怖へ

それに対して多くの場合、家族は不安である。さらに介護の専門職も不安になりやすい。不安に対しては「安楽寝たきり」の実現が解決の一つだ。しかし、死が迫ってくれば「安楽寝たきり」で対処できていた不安が大きな恐怖となる。他人の、家族の死は怖いのである。他方、寝たきりの本人は死が迫ってくるともう自分では恐怖なのかどうなのかよくわからない状態になっているように見える。もちろんこれは推測に過ぎないが、本人が死の恐怖におののいているように見えた経験はあまりない。

「安楽寝たきり」の人にとって、死の不安はあるかもしれないが、安楽な生活を続ける中で、隠せるくらいのレベルの不安ではないか。さらに、死の恐怖については、周囲の人たちが感じる恐怖からすれば、かなり小さな恐怖しかないように思われる。もちろんそこに確かな証拠はない。死ぬのはいつも他人ばかりだからだ。自分の死を経験することはできない。どうせ本当のところがわからないのであれば、「安楽寝たきり」の死の不安や恐怖はそれほど大したことないということにしておいてもいいのではないだろうか。

「眼にて云ふ」

死の恐怖に関しては、宮沢賢治に「眼にて云ふ」という詩がある。[28] これは安楽な状況ではない。死にゆく本人は吐血しているという状況である。しかし本人はその状態をどう見ているか。血を吐く本人が書いた詩というかたちをとっている。全文を紹介しておこう。

眼にて云ふ

だめでせう
とまりませんな
がぶがぶ湧いてゐるですからな
ゆふべからねむらず血も出つづけなもんですから
そこらは青くしんしんとして
どうも間もなく死にさうです
けれどもなんといゝ風でせう
もう清明が近いので

あんなに青ぞらからもりあがって湧くやうに
きれいな風が来るですな
もみぢの嫩芽《わかめ》と毛のやうな花に
秋草のやうな波をたて
焼痕のある藺草《いぐさ》のむしろも青いです
あなたは医学会のお帰りか何かは知りませんが
黒いフロックコートを召して
こんなに本気にいろいろ手あてもしていたゞけば
これで死んでもまづは文句もありません
血がでてゐるにかゝはらず
こんなにのんきで苦しくないのは
魂魄《こんぱく》なかばからだをはなれたのですかな
たゞどうも血のために
それを云へないがひどいです
あなたの方からみたらずゐぶんさんたんたるけしきでせうが
わたくしから見えるのは

やっぱりきれいな青ぞらと
すきとほった風ばかりです。

口がきけないので「眼にて云ふ」ということであろうか。胃潰瘍か何かで吐血しているところが描かれている。血ががぶがぶ湧き出ていて、周囲から見れば死の恐怖におののいて当然のような光景でも、「わたくしから見えるのはやっぱりきれいな青ぞらとすきとほった風ばかりです」と言うのである。

死を美化しすぎ、と言えばそうかもしれない。宮沢賢治が死後に書いた詩ではありえず、生前に書いた詩に過ぎないということからすれば、生前の強がりかもしれない。ただ、強がりかもしれないが、強がりでないかもしれない。それはわからないので、賢治が書いたとおりに、ここでも死の恐怖は案外本人にとっては周りが感じるほどのことではないと言っておけばいいという気もする。

安楽な寝たきりとは違う、吐血というような激しい場面においても、当人の恐怖は周囲の人が感じる恐怖に比べれば小さいのかもしれない。血を吐きながらも、それほど恐怖を感じているという表情ではなく、安らかな表情だったりすることもある。

それに反して周囲は大変だ。寝たきり患者が血を吐いたら、家族はパニックになるし、介護の職員も落ち着いてはいられない。医者であってもこれは救急車を呼ぶしかないと言うかもしれない。

残されるものの「安楽」

死に対する恐怖は、周囲の恐怖、つまり残されるものの恐怖である。現実の世の中に残り、受け継がれるのは、死んだ人が経験した恐怖でなく、残された人たちが経験した他人の死の恐怖である。それが集積すると社会全体が抱える死の恐怖になり、その先に死を避ける社会が作られる。

当たり前のことであるが、世の中は、死を経験したことのない人でつくる以外にない。死に対する恐怖は避けがたい。どうしても死を避ける社会になる。ましてや医療が進歩すれば、医療で死を避けることがある程度できるようになり、常にそういう解決を考えてしまう。しかし、繰り返しになるが、医療が死に対してできることは先送りに過ぎない。死を避ける社会はどこかで必ず行き詰る。

「安楽寝たきり」が実現できれば、本人の死に対する不安、恐怖はもはや問題ではない。むしろ周囲の問題である。周囲とは、家族であり、医療従事者であり、介護従事者であり、地域であり、自治体であり、国である。

「安楽寝たきり」にかかわる死の不安、恐怖についても、「安楽寝たきり」自体と同様に、本人の問題としてだけではなく、残される家族や介護ケアにかかわる人々、さらに続いていく地域、社会の「安楽」としてとらえ直す必要があるということだ。

認知症における死への道のり

認知症の人たちの死への道のりを見ると、死の恐怖が周囲の問題であることがさらに明確になる。認知症の人は、もともと死の不安は小さいかもしれない。ただそれ以外の多くの不安がある。物忘れが進んでしまう不安。知っているはずの人がわからない不安。それ反し、少なくとも死が間近に迫った状況での死の恐怖は小さい。周囲の人は、早く寝たきりになってほしいという欲望を持ちやすく「早く死んでくれれば」という気持ちが死の恐怖を軽くしてくれるということもある。ただそうした気持ちを持つことの後ろめたさのために、寝たきり欲望を抑制したり、死を遠ざけようとしてしまうかもしれない。ここは複雑なところだ。

多くの認知症の人は、寝たきりから死へ向かう過程で、認知症以外で寝たきりになった人より安楽に見える。認知症のある心不全の人は、認知症のない心不全の人に比べて明らかに息苦しさを感じにくい。酸素の値がかなり下がっていても全く苦しさを訴えない場合もある。末期がんの認知症患者も、認知症がない患者よりも、痛みが軽いように思える。少ない痛み止めで十分な効果が得られることも多いし、ほとんど痛み止めを必要としない場合もある。多くの認知症患者は、死が近づいてくる中で、身体的な苦痛を感じにくいという特徴がある。その分、本人の死に対する不安や恐怖がより小さいのではないかと推測される。

ギフトとしての認知症

寝たきりや死が近づいている状況では、認知症は一種のギフトのように感じられる。認知症患者の「安楽寝たきり」までの道のりは大変なことが多い。しかし、いったん「安楽寝たきり」までたどり着ければ、安楽な死がすでに贈られているると言ってもいいような気がする。死の不安や恐怖が少なく、痛みや苦しさのような症状も明らかに軽いからだ。

以前、SNSで「認知症は神様からの贈り物」というある人の書き込みに対して、それは認知症の人やその家族の苦しみがあまりにわかっていない発言ではないかと非難が起きたことがあった。もちろんそういう面はある。しかし、贈り物という面があることも確かであると私は思う。こと寝たきりや死が迫った状況では、認知症がギフトであるというのは、私の臨床を通した実感である。

認知症の人の最期に接すると、どうせ寝たきりになるならボケるまで長生きした後で、そんな気持ちになる。あるいは寝たきりになった後でボケが進むというのも悪くない。そもそも認知症の最大の問題は、脳の衰えそのものにあるわけではない。元気な体と脳の衰えのアンバランスである。脳の衰えと体の衰えが同時に進めば、認知症の問題の多くは解決する。もちろんそれはそうしたいと思ってできることではなく、単なる願望に過ぎない。死に方について願望を持つのは危険だ。死に方を選ぶことはむずかしい。ギフトは贈られたり、贈られなかったりする。贈られればラッキー、贈られなくてもアンラッキーというほどでもない。

ただ周囲の人がこれをギフトと受け止められるかどうかだ。そうは言っても、本当は苦しいのではないのだろうか、本当は痛いのではないだろうか。周囲はそう感じやすい。酸素飽和度がこんなに下がっている。腹部にこんな大きな腫瘤がある。こんなにむくんでいる。これは苦しいに違いない。ボケたために言えないだけかもしれない。そんなふうに感じてしまうことがある。

ここでも認知症の本人にどんな不安や恐怖があるか、本当のところはわからない。しかし、私の眼には不安や恐怖が小さく見える。そう見えるのだから、本人はギフトのおかげで死について不安や恐怖が少ないということにしてしまおう。また本人が苦しいとしても苦しくないとしても、周囲が問題にすることは周囲の不安や恐怖につながる。ここでも死の不安や恐怖は、本人の問題という以上に周囲の問題である。

死を避ける社会

「安楽寝たきり」に続く「安楽な死」も、死にゆく本人の問題としてだけではなく、残される周囲の問題としてとらえる必要がある。それがここまでの結論である。もちろん本人が安楽な死であったかどうかは確かめようがない。確かめようがないなら、とにかく本人は安楽であったことにしておこう。自分自身が経験できないことを逆手に取ろうというわけだ。「安楽寝たきり」に集中すれば、あとは「安楽な死」が準備されていると思えばいいのではないだろうか。

「安楽な死」の条件は、周囲の人が見て「安楽」と思えるかどうかにかかっている。一つは死にゆく人自身が周囲の人にとっても「安楽」かどうか。もう一つは、それを看取る医療者が「安楽」かどうか。さらにはかかわる人みんなが、さらには社会全体が「安楽」かどうか。

死を避ける社会を形作るのは、周囲の家族であり、医療者であり、介護者であり、そうした人たちを生み出す社会である。他人の死を安楽と思えない人、社会が、安楽と思えない死に対し、それを何とか避けようとする、それが「死を避ける社会」である。

それでは「死を避けない社会」とはどういう社会か。他人の死を「安楽」と思える社会である。ようやく本章の結論にたどり着いたようだ。周囲が、医療者が、社会が、寝たきりの人を否定しない、差別しない。それだけでも寝たきりの本人はかなり「安楽」になる。逆に、寝たきりの否定や差別が、本人の「安楽寝たきり」を阻害して、それが積み重なった結果、死を避ける社会を作ってしまう。

この先の問題もすでにはっきりしている。安楽と思えない他人の死が、どうしたら安楽に思えるかということである。

死後の世界も周囲の問題

安楽死を望む人は死後の世界を信じているのだろうか。あるいは「安楽寝たきり」の人はどうか。死後の世界を信じるのは、死ぬことですべてが終わってしまうことに対する恐怖を少しでも軽くしたいからだろうか。すべてが終わるわけでなければ、今の苦しい現生は早めに終わらせて、安楽な天国へ行きたいということだろうか。しかし、死後の世界について、何もはっきりしたことを言うことはできない。ただ、本人の死後の世界は不確実であるが、残された者の世界は確実なものとしてある。

そこで、死後の世界も、むしろ残された者の中にある、そう考えてみてはどうか。これも周囲の問題というわけだ。自分自身が死んだ後に、自分はどのように思い出されるのだろう。あるいはどんなふうに忘れ去られるのだろう。残された者の世界について考えるのは、「安楽な死」への道かもしれない。あるいは、自分の死後の状況を考えられるくらいなら、もう死の不安や恐怖は乗り越えられているのかもしれない。

これは私の経験に過ぎないが、自分が死んだあとのことを話す人は、押しなべて安楽に死んでいくように思われる。それに対して、自分自身の死ぬまでのことばかりにこだわっている人は、なかなか死ぬまでが大変、周囲の人も不安にさせるという印象がある。もちろん死んでいく本人は、大変なように見えて、窓の外の青空を見ているかもしれないが。

死の恐怖、再び

死の恐怖は、生から死へ向けての落差に関係している。ついさっきまで元気だった人ほど死の恐怖は大きい。寝たきりの人では小さい。意識を失ってしまえば恐怖はないかもしれない。死にゆく本人より周囲の人の死の恐怖が大きいのは、昨日までそこにいた人が今日はいないといった落差が大きいせいでもある。

人は徐々に衰えていく中で死の恐怖をマネージしているのかもしれない。長生きしたということは、徐々に衰え、死の不安をマネージする時間があるということだろうし、それにより死の恐怖を最小限にできるという面もある。不安と恐怖の境を曖昧にすることで恐怖が軽くなる。事実、長寿で死にゆく本人の多くは、死の恐怖とは全く無縁であるように見える人も多い。時々、長寿老人のニュースが報道されるが、いずれもその穏やかな表情に、死の恐怖を感じることはない。つまり、長生きと死の恐怖の関係というのは以下のようなものなのではないか。

「長生きしたということはすでに死の恐怖から逃れている。」

本書の「安楽寝たきり」も長生きした高齢者が前提になっている。どうしたら高齢になって死の恐怖から逃れられるか、そんなふうに考えがちだが、現実は高齢になれば自然と死の恐怖から逃れられるという当たり前のことだ。長生きできれば、寝たきりになろうがどうだろうが、それはもう死の恐怖から逃れている。長生きしていない周囲が本人の死を前にした急な変化を恐怖と感じているだけだ。

ただその長生きというのは曖昧なものである。いったい何歳以上が長生きだろうか。人によっては50歳でも長生きという人がいるし、90歳でも長生きでないという人もいる。それは、90歳でも死の恐怖から逃れられないかもしれないが、逆に50歳で逃れられるかもしれないということだ。

まあまあ十分生きたと思えれば、それはもう長生きということである。そのとき、死の恐怖から自由になれるはずだ。そう思えないということは、まだ十分長生きした実感がないということだろう。

当の本人が十分長生きできたと思えなくても、多少死の恐怖が大きいだけのことだ。当たり前のことだが、死の恐怖もまた死んでしまえばそこで終わる。死は平等である。死をことほぐ、というのは長さと関係なく、いかなる状況にもあてはまる。

死の恐怖と安楽死、自殺

残された者の死の恐怖という点で考えたときに、安楽死や自殺は理解しがたい行為になる。安楽死や自殺は生から死へ向けた落差が大きい分、恐怖が大きい。本人が亡くなったあとにも死の恐怖を残す。こうした行為は周囲の死の恐怖が大きい分、死を避ける社会を助長するだろう。自殺や安楽死は死を避けない生き方で、死を避けない社会を実現すると勘違いされやすいが、逆である。死の恐怖がない中で、安楽に死ぬことこそが、死を避けない社会を実現する。それは多くの高齢者がそうであるように、寝たきりになって死ぬ、「安楽寝たきり」から「安楽な死」ということに他ならない。死を避けない社会を目指すからこそ、安楽死と自殺はどうしても受け入れられないのである。

苦しいから安楽死、苦しいから自殺では悲しすぎる。安楽死も自殺も決して「安楽寝たきり」を経た死ほど安楽ではない。決断を迫られるという状況自体が苦しい。死ぬ本人も周囲もどちらも、である。それに対し、寝たきりに続く安楽な死は、死ぬ本人では案外容易に実現されているかもしれない。周囲は安楽ではないかもしれないが、本人が安楽な分、安楽死や自殺よりは周囲の人も受け入れやすいのではないだろうか。

それでもまだ、「安楽寝たきりから安楽な死」より安楽死を望むという人がいるかもしれない。

しかし、それはそれで認める道もあったほうがいい。その選択があったうえで、誰もそれを選ばない社会を目指したい。安楽死ではなく、「安楽寝たきり」を前提とする死を避けない社会である。

生から死への転換点での格差

死は平等である。死にゆく本人の問題として、そのことについてもう少し考えてみよう。どんなにお金があろうと、どんなに健康であろうと、どんなに家族や友達が多かろうと、全員例外なく死ぬ。死に至るまでに格差はあるが、死そのものは平等である。しかしこの格差は、多くのお金があり、より健康であり、より友達が多い人ほど、死が平等である分、大きな落差を生み出すかもしれない。生から死への転換点ではむしろより多くを持っている人がより苦しいのかもしれない。より安楽なのは、何も持たない人かもしれない。第3章で見た四人の人たちの行く末の検討はこの傍証の一つである。それはまた私自身の経験にも一致する。

「安楽な死」は、準備をしないほうがいいかもしれない。死のことなど忘れていたほうがいいかもしれない。死について考え、一所懸命準備をして、お金をため、健康を増進維持し、家族とつながり、多くの友達を持っていたとしても、それが役に立つのは死ぬまでである。死の瞬間にはより良い生から死への落下の格差が大きくなり、死が差し迫った刹那のこととはいえ、死の恐怖を増すだけかもしれない。

逆に死について考えず、そんなことは忘れて、特に準備もせずに生きる人は、死ぬまではしんどいかもしれない。しかしいざ死ぬとなれば、生と死の落差が小さく、死の恐怖は小さいかもしれない。

忘れること、考えないこと、準備しないことが重要、その見通しが、死の恐怖との関係においても多少明らかにできたのではないか。どんな人も、寝たきりになり、死ぬのだから、死について考え、準備したところで、役に立つのは死ぬまでのことで、死そのものには役に立たないのである。

周囲の人たちの恐怖と死の欲望

周囲にいる人たちの死に対する恐怖は、私たちや社会から死を遠ざけることになる。しかし、周囲の問題もそれだけではない。むしろ死を欲望する方向へ向かうこともある。介護に疲れ果てて、親に早く死んでほしいと思うような場面は実は日常的にある。死を避けない社会へ向けて、この欲望こそ原動力になるかもしれない。

しかし、この周囲の人たちが当人の死を欲望することは多くの場合抑圧される。他人の死を欲望するなんて、ましてやその他人が家族であれば、そんなことは道徳的にあってはならない。このような考えは、死を避ける社会に直結する。

自分自身の親に対して、いつまでも長生きしてほしいと思うことに何の問題もないが、早く死んでほしいと思うことは許されない。これも死を避ける社会の症状の一つだ。しかし現実には、どちらも自然な気持ちに過ぎない。片方の気持ちしか認めないのが一番の問題である。早く死んでほしいとしか思わないのは問題だが、いつまでも元気でいてほしいとしか思わないのも同様に問題である。両方の気持ちを自覚して、死を避けるばかりでなく、死を避けない方向でもいろいろ想像できるようになるのが重要である。

寝たきりで生きる能力

人間には寝たきりでも生きる能力がある。もちろん助けがなく、何も食べられない、飲めないとなると1~2週間が限界だ。しかし、1~2週間は寝たきりで生きる能力がある。それもまたなかなかの生き方（死に方）ではないだろうか。

助けてくれる人がいないとなると悲しいが、助けてくれる人もいて、それでも助けは結構ですと言って、2週間で亡くなっていく。何も食べないと内因性のモルヒネの分泌が促進されるという研究結果もある。だとすると飲んだり食べたりできない2週間の寝たきりは安楽かもしれない。

「安楽寝たきり」のためには、介護、ケアが重要ということを強調してきた。ただ、安楽のための介護、ケアといいつつ、その中身についてほとんど触れてこなかった。それはかなり個別性の高い問題だからだ。その幅広い個別性に対応するのはよほどのプロである。しかし、人には寝たきりで生きる能力がある。個別の完璧な介護が必要なわけではない。

むしろそこにいるだけということが重要かもしれない。何もしないが、そこにいつも控えている。常に手助けができるよう備えつつ、ただ控えている。それが介護、ケアである。何をするかは大きな問題ではない。少なくとも寝たきりで生きることを認めてくれる。いつでも助けてくれる準備がある。その二つがとにかく重要だ。それが「安楽寝たきり」から「安楽な死」を保証するための必要条件でもある。

テロを起こさないテロリストとしての介護者

唐突だが、ここで思い出す戯曲がある。寺山修司の『血は立ったまま眠っている』[29]だ。冒頭に詩がある。最初の部分だけを紹介する。

地下鉄の

鉄骨にも
ながれている血がある
そこでは
血は
立ったまま眠っている

主人公の一人はテロリストだ。偽のダイナマイトを抱えて自衛隊に突撃する。しかしそんなことをしても世の中はちっとも変わらない。他にやることがいっぱいある。真のテロリストは、沸き立つ血を隠しながら、いつでも走りだせるように、立ったまま、眠ったように見えながら、準備をしている。決してテロ行為を行わない。

「安楽寝たきり」を支える介護者は、健康長寿社会の破壊を目指すテロリストだ。ただ、健康長寿社会に向けてダイナマイトを抱えて突撃するようなことはしない。日々「安楽寝たきり」を支えながら、その血は立ったまま眠っている。そんな立ったまま眠っているテロ行為を行わないテロリストが徐々に増えていくことで、「安楽寝たきり」が広がっていく。それこそが真のテロにつながる。テロリストたる介護者は、眠っているが如く余計なことはしない。ここぞというときのみ出動する。ここぞというときは案外少ない。出動してもテロ行為を行うわけではない。下り坂の支援を行うだけである。出動しないままに終わることもある。

介護は立ったままで眠っている。血の通った介護をいつでも提供できるように、立ったまま眠っている介護。それが最低限の安楽を保証してくれるはずだ。余計なお世話よりは、最低限がいい。呪いの言葉をかけるくらいなら、何もしないほうがいい。寝たきりを認め、助けの準備さえしてくれれば十分「安楽」だ。「寝たきりになったらどうするの」、「そのままだと死んでしまいますよ」なんて言われたら、そのあとどんな介護を受けようとも「安楽」ではいられない。何もせずに時々訪ねてくれればいい。訪ねなくても、こちらからの連絡を待ってくれればいい。

医療が犯した過ちを介護で繰り返してはならない。医療が最後に行き詰まるように、介護も死を避けることを目的にしてしまうと必ず行き詰まる。必要なのは死を避けない介護である。あるいは死に結び付けるための、死をことほぐための介護である。徐々に動けなくなり、寝たきりとなり、食べるも出すも困難となるのを、それでいいのだと認めてくれさえすれば、人には寝たきりで生きる能力がある。食べさせてくれるとか、出してくれるというのは二次的な問題にすぎない。

死ぬ能力

そもそも「死を避ける」ことなど誰にもできはしない。反対に、死ぬ能力は例外なく全員に備わっている。そしてその能力は、無意識であっても存分に使われる。きわめてすぐれた能力だ。死ぬことは、人間の能力の中で、最も平等で、最も優れた能力ではないだろうか。残される者は、余計なことは考えず、その能力が発揮される過程を注意深く見守ればいいのではないだろうか。

現実はどうか。とにかくほとんど例外なく生きる能力ばかりに関心がある。しかし死ぬ能力に対して、生きる能力は不平等だ。他人の生きる能力を見たところで、嫉妬するだけかもしれない。あるいは優越感に浸るだけかもしれない。生きる能力について考える暇があったら、死ぬ能力について考えたほうが、よほど普遍的な何かに行き着けるのではないだろうか。

生きる方向ばかりで、死から目を遠ざけていると、今のような世の中になる。生きる方向だけでなく、死ぬ方向にも目を向けてみよう。死ぬ能力を存分に発揮した死を避けない社会は、人間が能力を最大限に発揮する世界でもある。

「安楽」とは何か

寝たきりで生きる能力も、死ぬ能力も人間には備わっている。しかし、安楽に寝たきりで生きる能力や、安楽に死ぬ能力はどうか。安楽には、頑張らないという面がある。

安楽、安らかで楽、楽しい。休むこと。活動を抑えること。下っていくこと。寝たきりになることと自体。死ぬこと。それらもまた人間に自ずと備わった力ではないか。頑張る能力は個人差が大きいかもしれない。それに比べれば、安楽に生きたり、安楽に死んでいく能力はみな同じようにあるような気がする。素質も必要ない。頑張れないという人は多いが、休めないという人は少ない。休みたくないという人は少ないが、休みたいという人は多い。

誰が寝たきりになってはいけないと言い出したのか。誰が死んではいけないと言ったのか。休まない人たちであり、助けを必要としない人たちである。休まない人、助けを必要としない人は、何か特殊な能力を持っているに違いない。それに対して、休みたい人、助けを必要とする人というのは、普通の人だ。どこにでもいる人である。

どこにでもいる人は安楽を目指す。それは老いることで達成される。そして、死ぬことで完結する。

死を避けない社会

人は死ぬ、ということはすべての前提にある。いま生きているということは最後に必ず「死」で終わる。医療にも「死ぬからこそある医療」という視点が必要だというのが前著『健康第一は間違っている』であったが、死に相対するためには医療では対応できず、死ぬからこそある介護、ケアこそ必要というのが次のステップだった。しかし、「死」を前提とした介護、ケアは「安楽寝たきり」まで対応できても、「安楽な死」に対しては死の先送りの支援に成り下がることも多いのが現実だった。介護やケアをする人自身が、死が近づいてくると安楽ではいられないのだ。ただ「安楽寝たきり」が、寝たきり欲望形成というアクロバティックで、困難なものであるのに対し、本人の「安楽な死」は寝たきりが安楽かどうかにかかわらず、その先にすでに実現されていたりする。そういう現場を多く経験した。

避けられない死をなぜ避けようとするのか。背景には死に対する不安、恐怖がある。しかし、本人の死の不安や恐怖は、死に近い人ではあまり問題にならず、死から遠い人ほど問題になる意外な現実があった。第3章の元気だが不安が止まらず外来に現れる患者と死を前にしてむしろ安定した生活を送る末期がんの患者の対比はその一つの例でもある。また寝たきりの本人は不安が希薄なのに対し、周囲の家族や医療介護従事者の不安が大きいのも意外な事実であっただろうか。

死ぬという避けがたい前提が忘れ去られ、死の不安や恐怖だけが増大する。それも死ぬ本人より、死から遠い人でそれが大きいというのが現代である。しかし、改善の方向性ははっきりしている。死ぬという前提をきちんと確認すること、死ぬとなれば意外に死の恐怖は死ぬ当人にとっては小さいこと、それが日々示されている世の中がある。解決はすでに示されている。訪問診療の現場の経験で、それは明らかだが、ただそれが広く世の中に示されていないだけだ。

死を避ける社会があるかのように思える反面、死を前提とする社会こそが目の前の現実だ。死から目を背けたり、死を欺いたりすることはできても、不死が不可能である限り、「死を避ける社会」は観念であって実在しない。むしろ現実を隠蔽しようとする社会に過ぎない。

平均寿命80歳を超える社会を実現して、死が不安とはどういうことなのか。死が恐怖とはどういうことか。死が他人事だからそういうことになる。自分が死ぬ状況になったら、案外みんな安楽なはずである。

死にそうでない人に死の恐怖はない。死の不安もないはずだ。訳がわからないだけだ。訳がわからないなら放置してもいい。しかし、放っておくことができず、何とか遠ざけ、ないものにしようとする。そこに不安が生まれる。

現代はあまりに死から遠ざかりすぎた。かつて日常であった死が日常でなくなり、非日常として訪れるとき、恐怖、不安が立ち上がる。その傍らで、老いる人の多くは寝たきりになり、いずれは死ぬという日常は変わっていない。近くで見ることが少ない。見たとしても、そうなってはいけないものとして見てしまう。

現実に寝たきりの人を見てみれば意外に不安なく生きている。それでいいのではないか。死にそうな人も死の恐怖となると、もう本人は訳がわからない状態であることがほとんどだ。訳がわかる状態だとしても、宮沢賢治のように透き通った風を感じているだけかもしれない。
個別の状況では死は避けられていない。しかし社会が死を避けるように仕向けている。病気になったら大変、寝たきりになったら大変、死んだら大変というように。解決の道は思いのほか簡単なことかもしれない。死から遠い人たちが、医療者が、介護者が、社会が、病気や寝たきりを差別することなく、病気になっても助けますから、寝たきりになっても手伝いますから、死んだあとは任せてくださいと言えば、死を避けない社会の実現はそう遠くない。あるいは個別の状況では、次のような人ですでに実現されている。訪問診療の医者の視点で書いてみる。

85歳、男性、ベッド上で寝たきりの生活だ。年齢を確かめると、「もう何歳か、わからないなあ。年取ったら年齢なんか数えちゃだめだよ。数えだすと百まで生きたいなんて言い出すから」という返事だ。調子はどうですかと聞けば「言うことないよ。こうやって寝ていられるんだから、これ以上はないね。妻にもうらやましがられるくらいだ」なんて言う。妻もただ笑っている。診察しますかというと、「そんな腕を締め付けたり、服を脱がせたりというのはいいよ。たまに来てくれればいいんだよ。何もしなくて儲かるのなら、そっちもそのほうがいいだろう。肺炎かなんかになればまた相談するよ」と。さらに「昨日来てくれたヘルパーは良かったな。ベッドに寝たままでも何にも言わないから。お茶だけ飲んで帰っていったよ。」すると妻が突っ込む。「おむつ換えてもらったでしょう」「そうだったな」そんなやり取りが続く。明日はデイサービスだというが「明日には死んでるかもしれないし。明日のことはわからんな」とか言っている。妻は妻で「死んでたらそれまでだけど、生きてるのにデイサービスへ行かないならお昼は抜きよ」と返す。私は私で「それではまた来ます」と言って帰ろうとする。「また来月便秘薬だけ持ってきて。ご苦労さん」そんな感じ。

その後一度肺炎を疑う発熱があり訪問したが、飲み薬でよくなってしまった。その薬を飲んでいたかどうかはよくわからない。

そうした日々が繰り返される中、ある日の昼頃に訪問看護師から電話が入る。息が止まっているようだ。午前中にヘルパーと家族でリビングのソファに移動させたときは話もしていたという。

1時間後に訪問して、リビングでソファに座ったまま死亡を確認する。訪問看護師と妻がいる。妻が言う。「いつまで生きるのかなんて気持ちもあったけど、こうなると悲しいね。いろいろ思い出すわ。」訪問看護師が言う。「ご本人もそろそろと思っていたんじゃないでしょうか。食事も少なくなっていましたし。」妻が応える。「そうかもしれないね。次は私の番だけど皆さん、お願いね。」看護師も応える。「心置きなく寝たきりになってください。手伝いますよ。」私は、そのやり取りを聞きながら「死亡診断書はすぐ取りに来ていただいて構いません」とだけ言って帰る。

寝たきりの本人、家族、医療者、介護者が、健康長寿社会を討つテロリストとして、「安楽寝たきり」を、それぞれの現場で実現していけば、それが死を避けない社会につながっていく。

理想を目指さない

悲惨な死や感動的な看取りについては多く語られてきた。その語りを聞くと、悲惨をコントロールし、理想の死を目指すというのが解決の道だと思うかもしれない。しかし、感動的な理想の死こそ問題だ。誰にも語られることのない大部分の人たちの平凡な日々の中で迎えられる死こそが、日常として取り戻されなければならない。

その意味では「安楽」も理想へ向かってはいけない。多少は苦しい、つらい、不安もあるし、最期は恐怖が襲ってくるかもしれない。でもそれを無理に何とかしようとしなければ、安楽な部分もある。逆にすべて安楽を目指すと、死そのものが安楽でなくなる。それでは「死をことほぐ社会」にはたどり着けない。目指すは、安楽寝たきり、死を避けない社会の先にある「死をことほぐ社会」である。

終章　死をことほぐ社会

朝日も夕日も同じ太陽

10年以上前、医学生向けの本を執筆した際に、師匠である自治医科大学地域医療学教授の五十嵐正紘先生から推薦文をいただいた。その中に以下の一節があった。

「小生が十余年を過ごした北海道東部の田舎町厚岸《あっけし》の診察室からは、朝には東にある厚岸湖と明けの空を真っ赤に焦がして大きな太陽が昇り、夕には西にある厚岸湾と暮れの空を真っ赤に焦がして大きくなった太陽が沈むのを毎日見ながら、ひとつの太陽は同じもののミラーイメージ、成長と老い、生と死がともに身を焦がして輝いているのを実感した。多くの子供の成長を楽しみ、ことほぐのと同じように、老いと死も楽しみ、ことほぐことと自然に思えた。」

この文章を読み返すたびに、今でも複雑な思いに駆られる。その通りだと思いつつも、その通りではないという部分がどこかにある。全面的な同意はむつかしい。「老いと死を楽しみ」とひと言ですますことはできず、だからこそ、一冊の本として長々と書いてきた。それでも読み返さずにはいられない。昇る太陽と沈む太陽は同じものである。そして生と死も。どちらも「身を焦がして輝いている」。

「老いと死も楽しむ」とは、まさに本書の「安楽寝たきり」の出発点である。そして、「ことほぐ」という言葉。さらに、そう「自然に思えた」と。自然に思えない私は、こうして長々と書き続けてきた。そして今、少しは「自然に思えた」ような気もする。

「ことほぐ」とひらがなで書かれたのを見て、本書の中で、「ことほぐ」か「寿ぐ」のどちらにすべきかという迷いが解決した。「ことほぐ」とひらがなで書かれたことに何か意味はあったのだろうか。迷った私は、ひとまず師匠に倣って「ことほぐ」としてみた。「寿ぐ」では少しめでたすぎる気がするからだ。ちなみに広辞苑には、漢字で「寿ぐ」「言祝ぐ」の二つが示され、「ことばで祝福する」とある。

上りも下りも同じ人生

昇る朝日も沈む夕日も同じ太陽である。上りの人生も下りの人生も同じ人生なのだ。日に日に成長していく赤ちゃんと、徐々に寝たきりで動けなくなる老人も同じ一人の人である。赤ちゃんは成長していく以外にない。老人は動けなくなっていくしかない。上る中で何ができるか。下る中で何ができるか。あるいは何ができないか。

生まれるときも、死ぬときも、どちらも助けが必要だ。そのことも同じ。現代社会において、家族や保護者だけで子どもを育てるのが困難なのは多くの人が同意するだろう。保育士や教諭や近所の人の理解や手助けが時に必要になる。老いて死ぬときも同じはずだが、制度的にも社会的にも他人に頼ることが当たり前のことになってはいない。子供を育てるのに助けが当然という社会同様、老いて死ぬときに周囲に頼るのも当たり前の社会である。

また生きていくのが困難なのも、死んでいくのが困難なのも、どちらも困難という点では同じ。同じところだけを見ていけば、確かに違うところが見つからない。つまり違うというのも、違うところだけ見ていくからに他ならない。

現代は、成長、成熟と、老いの違う点ばかり見すぎている。もう少し同じ点を見たらどうなのか。生まれてくるときの喜びは、死んでいくことの喜びにもつながっている。下っていくことの喜び、休み続けることの喜び、そして死ぬことの喜び、である。もちろん同時に悲しみはあるが、成長、成熟の間も喜びばかりではない。同じように悲しみがあるのだ。

「生きがい」に対して「死にがい」、ここまで長々と書いてきたことは、そういうことだった。

「寝たきり」は「身を焦がして輝いている」か

「寝たきり」が「身を焦がして輝いている」かどうか、それは自分にとってあまりに明らかだ。

「寝たきり」が安楽でも安楽でなくても、身を焦がして輝いているものなのだ。それは子どもの成長と同じで、「ことほぐ」ことだ。

考えてみれば、子どもにとっては、泣くも笑うも同じことかもしれない。他者に何かを訴えているのである。しかし、それがいつの間にか違うことになっている。さらには楽しいか、苦しいかも子どもにとっては同じかもしれない。子どもにとって、楽しいことばかりや、苦しいことばかりでは困る。成熟のためには楽しいことと苦しいことの両方が重要だ。重要という意味では同じと言っていい。それがいつの間にか違うことになってしまっている。笑うこと、楽しいことばかりが良いことと思うようになり、それだけを目指すようになったのではないか。私が提唱した「安楽寝たきり」もそれに似ている。苦しみを込みにした中での「安楽」であるはずが、どうしても安楽だけを求めてしまう。

よくよく考えれば、死ぬまで元気に働き続けるのも、長く寝たきりなのも、どちらも大変だし、どちらも楽しかったりする。前者は休みたいと言い、後者は動きたいと言う。その反面動けてうれしいとか、休めて楽だということもある。ただ世の中が休みたい方に厳しく、動く方に価値を置くので、前者が良いように思えるだけである。どちらも「身を焦がして輝いている」ことに違いはないのだ。

「寝たきり」が輝いて見えないのは、そういう価値観の世の中に生きているからに過ぎない。この先、「寝たきり」が輝いて見える世の中がやって来てほしい。「安楽寝たきり」はそれまでの過渡的なものに過ぎない。楽しいも、苦しいも同じになる世界に戻ってほしい。何十年かがたてば、もはや安楽は問題でなくなっているはずだ。それは単なる希望的観測に過ぎないかもしれないが、それを実現するには、少なくともそういう希望をもって皆が生活することから始めるほかない。安楽でない「寝たきり」も輝いているに違いないと。なぜなら、みんなが例外なく死に、そのほとんどが死にいたる前に寝たきりになるのだから。

死へ至る喜びと悲しみ

人は文字通り、身を焦がして、焼かれて、骨となり、輝く。その輝きは、死んでいく本人にとっては他人ごとで、残されたものにとっての話だ。

何度も繰り返すが、死んでいく人にとって、死は平等である。死ぬのはいつも他人ばかりなのである。本人が死んでも、残された人の中で死んだ人は延々と生き続ける、輝き続ける。

もちろん誰にも気づかれずに死んでいくということはある。しかし、そんなふうに誰にも気づかれずに死んでいく人もいるに違いないと、残された者はそこにも思いをはせる。その人もまたそこで生き続けるといっていいのではないか。孤独死が否定的に報道されるが、死は平等であり、「かわいそう」と思うのは報道する側、他人ばかりなのである。

死にゆく中の希望、喜びといってもピンとこないかもしれない。ましてや死が輝いていると言われても、まず思い浮かべるのは、だんだんしゃべらなくなる、ほとんど目を閉じている、ほとんど動かない、息が止まりそう、だんだん冷たくなってきた、明日にはいなくなってしまうかも、骨になってしまった、忘れることができない、という状況で、どこが輝いているのだと思うことだろう。

しかし、同じ状況でも次のように言うこともできる。ひとことしゃべった、また目を開けた、手が動いた、まだ息をしている、まだ温かい、まだそこにいる、骨が残っている、思い出が残っている。こう書けば、死にゆく中での悲しみは、死にゆく中での喜びでもある。

この二つの違いは、死を絶望と見るか、死を希望と見るかの違いに過ぎない。それは、残されたものの視点の違いに帰着する。それなら、死を希望と見ればいいではないか。希望だけを見出すのが難しければ、絶望も込みにして「ことほぐ」といえばいいのではないか。

生と死の境目

医学的には生死の境目ははっきりしている。瞳孔の反射が消失し、心臓が止まり、呼吸が止まったところを確認した時だ。しかし、それは死亡診断書を書くための約束ごとに過ぎない。それでは本当の境目はどこか。脳死のほうが本当の境目、移植を勧める人はそういうかもしれない。しかし、それもまた移植をするための約束ごとに過ぎない。

「寝たきりになったら死んだほうがましだ」という人は実は「寝たきり」を死と考えているのかもしれない。それと反対に、心臓や呼吸が止まってしまっても、家族が到着するまでは心臓マッサージを続けてくださいというような状況もある。心臓マッサージをしている限りは死んでいないということだ。

あるいは、医者が死亡を確認したあとに家族が駆けつけてきて、「間に合わなかった」という状況でも、「手を触ってあげてください、まだ温かいですよ」ということもある。ましてや、骨は残り、思い出も残る。それが残る間は死んでいないといってもいいのではないか。

死をことほぐ

「死をことほぐ」とは、生きている人にかかわることだ。どんな死も、残された人にとって糧になる。それが、どんな人のどんな死であっても。死の中に絶望だけではなく、希望も見ることができるのが人間ではないだろうか。あるいは、絶望がなければ希望もない、二つはコインの裏表なのである。たとえ、それが死であっても。

「死をことほぐ」とは、死の絶望だけでなく、死の希望も見ることだ。死を先延ばしにするだけでなく、死を欲望することでもある。「生きがい」だけでなく、「死にがい」も見出すことだ。

生きがいから死にがいへ、死に絶望するのでなく、死をことほぐことへ、そして、そこには、死を避ける社会から死を避けない社会へという、社会の変化が必須である。その変化に向けて、医療の限界を知り、介護やケアにシフトし、「安楽寝たきり」を目指すところから始めよう、その先にはただの「寝たきり」でも輝いているに違いない。

おわりに

本書を書きながら自分自身の中で、明確になったことがいくつかある。最後にそれを紹介して、本書の結びとしたい。

人は老いてよぼよぼになるわけではない。よぼよぼになるほど長生きになったのである。

人は老いて寝たきりになるわけではない。寝たきりになるほど長生きになったのである。

人は老いてボケるわけではない。ボケるほど長生きになったのである。

長生きはことほぐことである。
寝たきりになることも、ボケることもことほぐことである。
死もことほぐことである。

人は年老いて死ぬのではない。人はとにかく死ぬのである。
老いるとは死の準備が整うということである。
死の準備とは老いることそのものである。
老いて死ぬとは死の準備ができて死ぬということである。
老いる以外に死の準備は必要ない。
理想の死を求める必要も無い。
人には死の平等と死ぬ能力があるのだから。

参考文献

1 小谷みどり．自分の死と大切な人の死の恐れの比較検討．Life Design Report 2014(7): 45-54.　http://group.dai-ichi-life.co.jp/dlri/ldi/report/rp1407e.pdf

2 がん診療連携拠点病院等院内がん登録生存率集計 https://ganjoho.jp/reg_stat/statistics/brochure/hosp_c_reg_surv.html

3 平成 26 年版厚生労働白書．https://www.mhlw.go.jp/wp/hakusyo/kousei/14/dl/1-02-1.pdf　p75

4 JAMA. 1991;265(24):3255.

5 N Engl J Med 2008;358:1887

6 JAMA. 2016;315(24):2673

7 Cochrane Database Syst Rev. 2009 Oct 7;(4):CD000028

8 Age and Ageing 2016; 45: 826

9 JAMA Intern Med. 2015;175:989

10 Lancet 2002; 360: 1623

11 JAMA Intern Med. 2017; 177:955

12 N Engl J Med 2008;358:2545

13 Lancet. 2010;375:481

14 BMJ 2018;362:k3359

15 N Engl J Med 2018;379:1499

16 J Clin Endocrinol Metab 2000; 85: 4118

17 N Engl J Med. 2020 Aug 20;383(8):743-753

18 N Engl J Med. 2012 Mar 8;366(10):893

19 Gerontology 2015;61:301

20 BMJ 2014;348:g3617

21 厚生労働省：人生の最終段階における医療に関する意識調査（平成 25 年）https://www.mhlw.go.jp/stf/shingi/2r98520000035sag-att/2r98520000035sfe.pdf

22 國分功一郎．中動態の世界：意志と責任の考古学（医学書院　2017）

23 國分功一郎．暇と退屈の倫理学（太田出版　2015）

24 Lancet. 2010 Sep 4;376(9743):784

25 J Clin Oncol 2013; 31:111

26 NEJM 2010;363:733–42

27 こんな夜更けにバナナかよ：筋ジス・鹿野靖明とボランティアたち（文藝春秋　2013）

28 宮沢賢治．疾中　https://www.aozora.gr.jp/cards/000081/files/471_19937.html

29 寺山修司．戯曲　毛皮のマリー　血は立ったまま眠っている (角川文庫　2013)

30 名郷直樹．「人は死ぬ」それでも医師にできること——へき地医療、EBM、医学教育を通して考える（医学書院　2008）

あとがき

二〇一九年から二〇二〇年の年末年始に原稿を書き終えて、いざ出版へというところで、立て続けに問題が発生した。一つは、執筆を依頼された大手出版社の編集者との意見の相違から、原稿を引き上げる羽目になったこと、そこへ二つ目にコロナである。

しかし、コロナによって世の中に強いられた外出自粛は、まさに寝たきりによる外出困難という問題とそのまま重なり、本書のテーマそのものでもあった。

緊急事態宣言、外出自粛、というのは、言ってみれば世の中全体が寝たきりになるという状況だ。「Stay home」である。これを世の中はコロナと共存するための「新しい生活様式」というが、ここに新しいものはない。いずれ外出できなくなる人の一生の、昔ながらの姿をコロナが一時的に顕在化させただけである。コロナが流行しようがしまいが、いずれ外出困難になるのが人間である。

人は長生きを達成した結果、寝たきりになり外出が困難になる。それはコロナの流行より、さらに普遍的で避けがたい問題だ。コロナには様々な感染予防策があるし、いずれ流行は沈静化するだろう。それに対し、寝たきりの問題はそういうわけにはいかない。寝たきり予防策は単なる先送りに過ぎず、多くの人は期間の長短はあれ、いずれ寝たきりになるし、最後はみんな例外なく死ぬ。

外出自粛やコロナで死ぬ恐怖が、世の中にどんなことをもたらすのか、今まさに明らかになっている。そしてそれは、いずれ寝たきりになって外出できなくなり、いずれ死ぬという逃れられない状況に対する多くの人の反応と重なる。死を避けるために、みんな外出自粛を受け入れるのだ。

ただ寝たきりの場合は、外出自粛の解除の見込みはなく、生き延びる道もない。一時期だけ外出自粛すればいいという問題でない。死を避けることもできない。しかし、だからこそ「安楽寝たきり」が実現される可能性がある。もう外出しなくていいんだ。このまま休んでいていいんだ。そして、それを支える周囲の人たち。頑張って外出しましょうと言わない、休んでばかりではだめですよとは言わない人たち。

コロナの流行を喜んでいる人たちもいる。デイサービスに行けなどと言われなくなった老人はそのひとりだ。家族がコロナに感染されては困るので、行けとしか言わなかったデイサービスに関して、むしろ家にいろという。それで、あの面倒なデイサービスに行かなくていいと喜んだ人も案外多いのではないか。しかし、それはコロナだからということではない。コロナでなくても、行かなくていいんですよ、そこが重要である。

外出はしてもしなくてもいい。重要なのはそこにある自由だ。さらにその自由は、個人の意志というよりは、周囲の支援と、社会の合意によって支えられている。そんな社会の実現が「安楽寝たきり」を実現する。外出を強制される世の中は、外出自粛を要請される世の中と同様に息苦しい。

そこに「安楽」はない。ただ多くの人は外出を強制する世の中には寛容で、自粛を要請する世の中を何とか避けようとする。外出することのほうが重要、ということである。そんな世の中を踏まえ、私は、外出の強制に反対し、外出自粛を応援する。寝たきりでいいじゃないか。そこに「安楽」への道がある。

コロナから「安楽寝たきり」へ。流行が収まっても、外出しようとか、外食しようとか、言わないようにしたい。外出しないでも、外食しなくてもいいんですよ。「Go to」だけがコロナ後の世界ではない。「Stay home」もまたコロナ後の世界にこそ重要だ。

コロナ流行の終息が、「安楽寝たきり」を阻害することがないように祈るばかりである。あるいは、次のように言うこともできる。コロナ流行が収束しなくても、「安楽」に過ごすことができる。

二〇二一年　八月　　名郷直樹

名郷直樹　なごうなおき

1961年、愛知県に生まれる。自治医科大学卒業。愛知県作手村国民健康保険診療所に12年間勤務。へき地医療や研修医教育を中心に活動し、2011年6月に西国分寺でクリニックを開業。地域家庭医療に従事し、20年以上にわたりEBM（エビデンスに基づく医療）を実践する。

著書に『EBM実践ワークブック―よりよい治療をめざして』(南江堂)、『気負わず毎日使えるEBM超実践法』（金原出版）『「健康第一」は間違っている』（筑摩選書）、『65歳からは検診・薬をやめるに限る！』（さくら舎）など。

いずれくる死にそなえない

2021年12月31日　初版第1刷発行

著　者　名郷直樹

発行者　秋元麦踏

発行所　生活の医療株式会社
東京都文京区関口1-45-15-104　郵便番号　112-0014

印刷製本　モリモト印刷株式会社

 ISBN978-4-910700-01-4 C0036